Höfler

Fitness-Training fürs Gesicht

Die Autorin

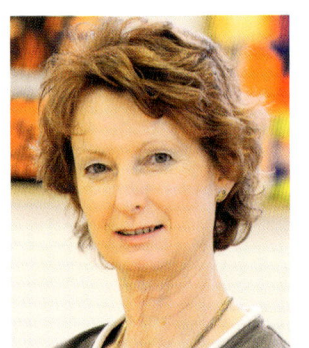

Nach dem Motto „In einem gesunden Körper wohnt ein gesunder Geist" hält die Sport- und Gymnastiklehrerin **Heike Höfler** ganzheitliche Kurse rund um Themen wie Rücken, Atem, Gesicht oder Entspannung. Nachdem sie zunächst viele Jahren in Kliniken gearbeitet hatte, machte sie sich 2002 selbstständig. Ihr Credo: Übungen müssen alltagstauglich sein. „Ich baue meine Gesichtsübungen gerne in den Alltag ein, z. B. übe ich beim Autofahren. Lächeln Sie so oft wie möglich, das tut gut, und kommt auch noch gut an!" Bekannt wurde Heike Höfler mit dem Thema Fitness-Training fürs Gesicht auch durch TV- und Radiosendungen. Bei TRIAS hat sie unter anderem die Erfolgstitel „Entspannungstraining für Kiefer, Nacken, Schultern" und „Atementspannung" veröffentlicht. Weiter Informationen finden Sie unter www.heike-hoefler.de

Heike Höfler

Fitness-Training fürs Gesicht

Gymnastik statt Botox
Die besten Übungen gegen Falten & Co.

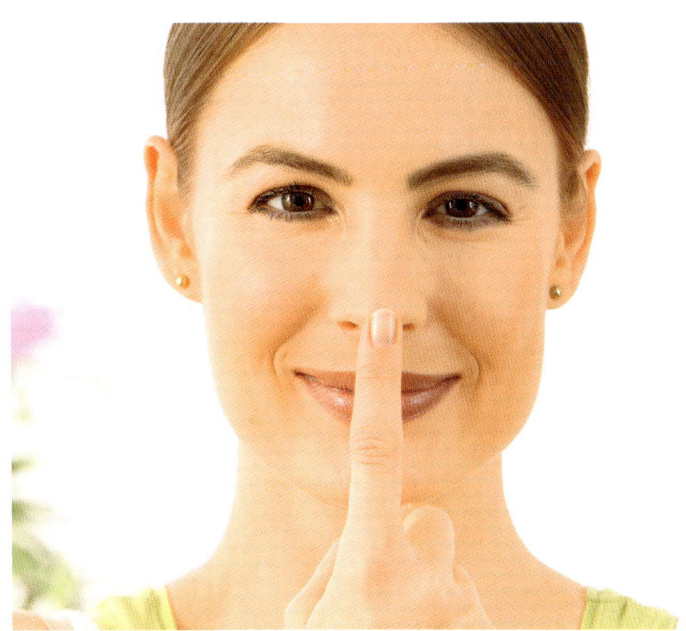

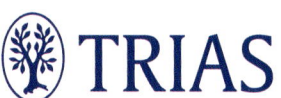

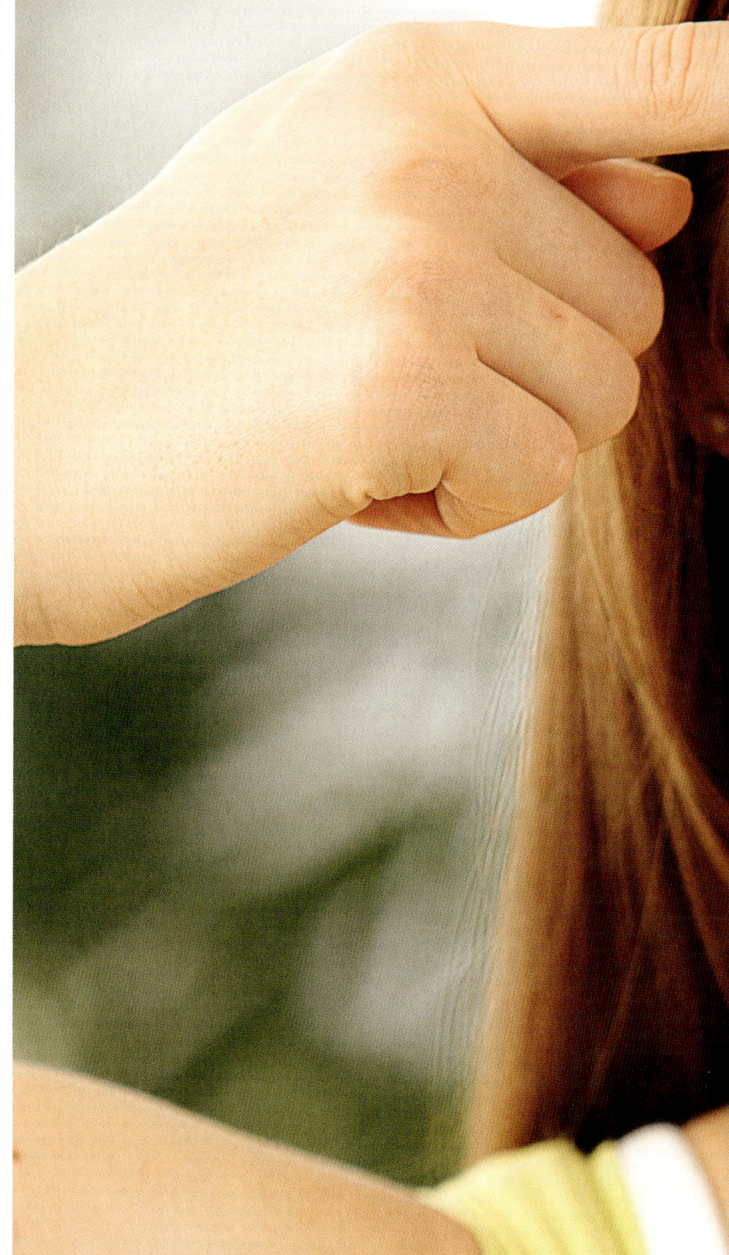

Sichtbar weniger Falten

Eine jugendliche, dynamische Ausstrahlung, wer wünscht sich das nicht? Dabei genügen bereits ein paar Minuten täglich, um die Haut vital und elastisch zu erhalten. Ob Hals und Kinn, Mund und Wangen oder die Augenpartie – für jede Region gibt es die passenden Übungen.

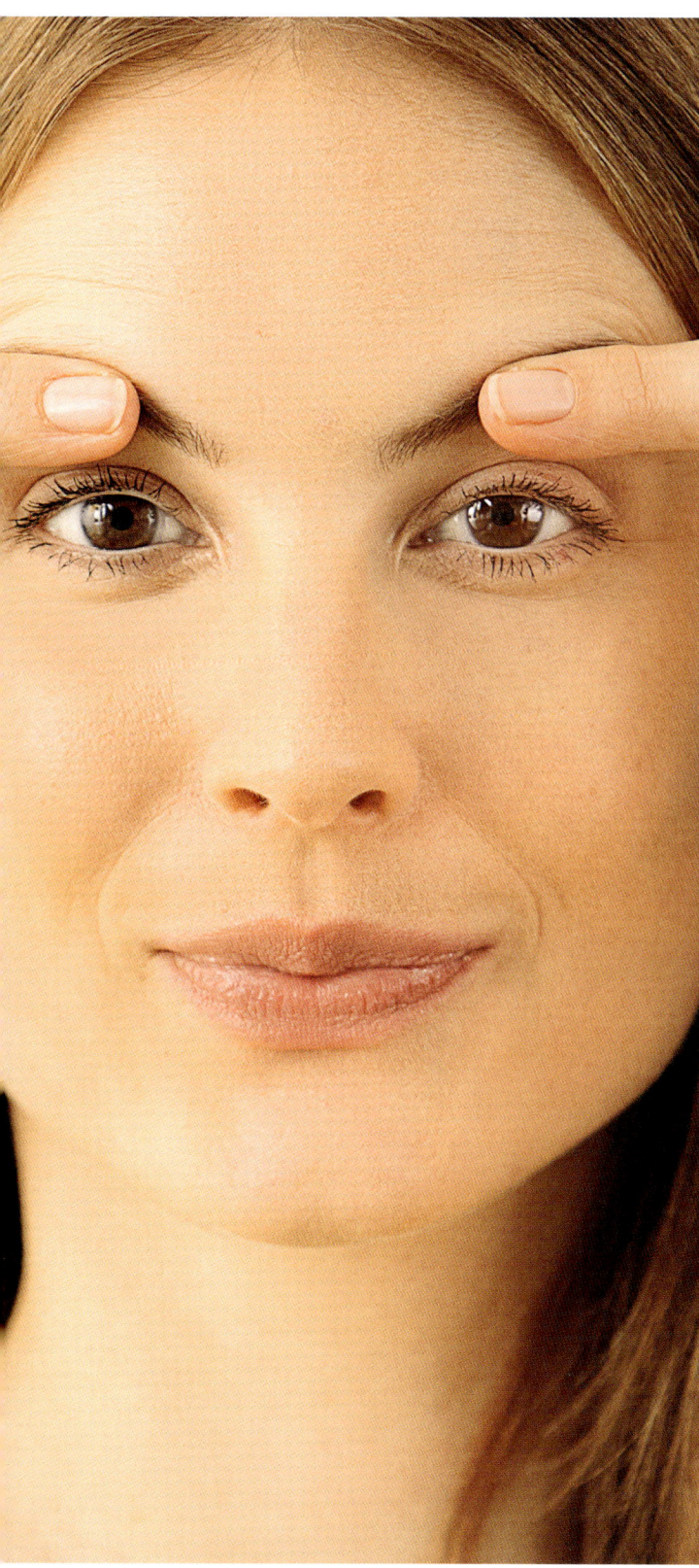

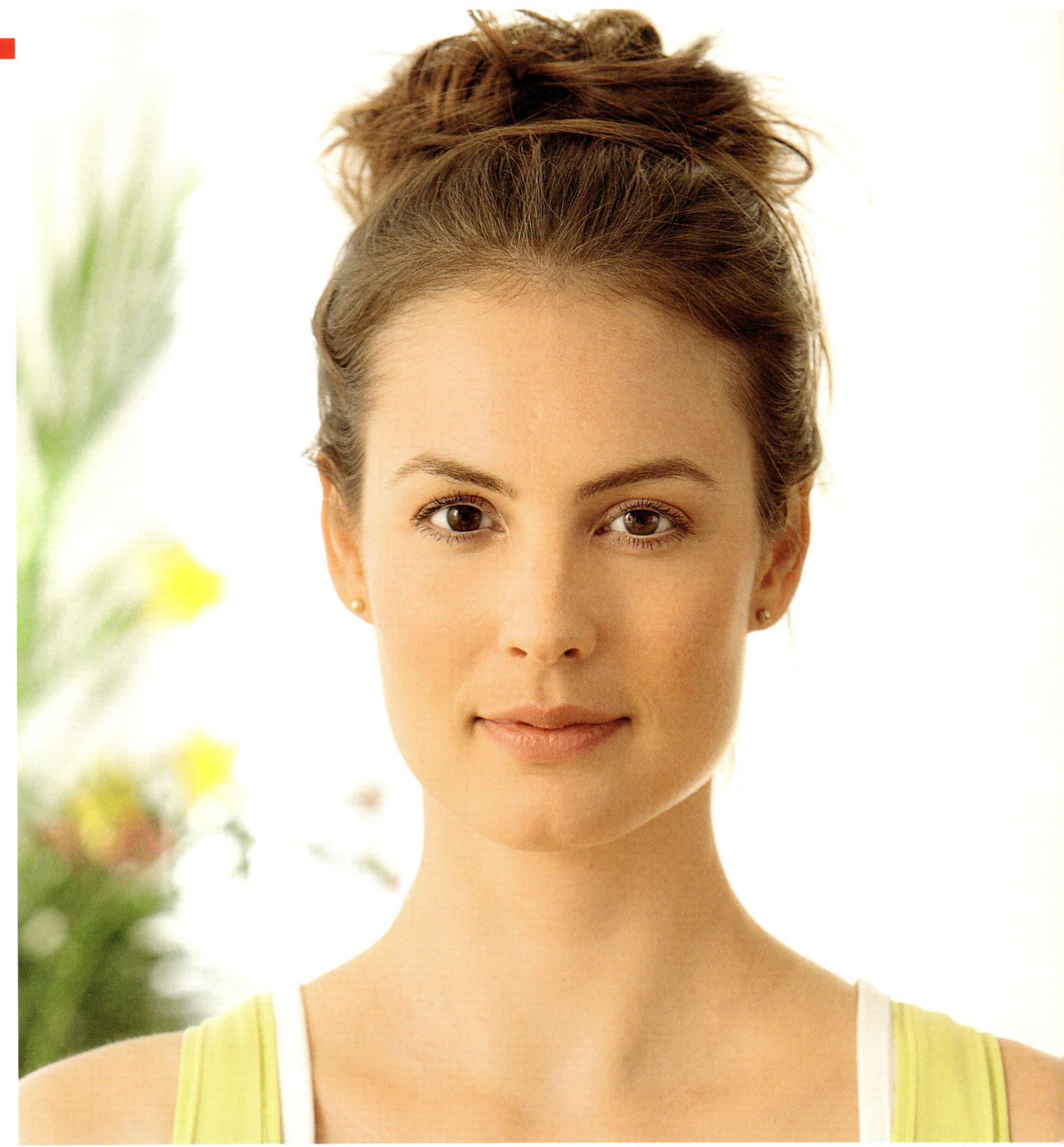

Einführung

Geht es Ihnen auch so? Trotz teurer Gesichtscremes haben sich ein paar Fältchen eingeschlichen, und nun suchen Sie nach neuen und wirksamen Wegen. Probieren Sie es mit Gesichtsgymnastik: Sie erhält die gesunde, attraktive Spannkraft der Haut, sorgt für einen lebendigen Gesichtsausdruck und regt die Regenerationskräfte der Haut an. Und sie ist einfach, natürlich und absolut frei von Nebenwirkungen.

Vielleicht kennen Sie jemanden, der sich hat liften lassen, möchten aber selbst lieber zu einer unblutigen und dennoch wirksamen Alternative greifen. Oder Sie lesen in den Journalen über die Vorzüge, aber auch die Risiken der mittlerweile so beliebten „Botox-Partys" und können sich diese Behandlung für sich selbst nicht vorstellen. Auf ihrer Suche nach einem natürlichen Wegweiser stießen manche mehr oder weniger zufällig auf mein Buch „Das Fitness-Training fürs Gesicht".

Die Motive für das „Fitness-Training" sind unterschiedlich: als kosmetische Maßnahme, zur Schönheitspflege, aus gesundheitlichen Gründen oder zur Steigerung der persönlichen Ausstrahlung. Genauso vielfältig sind die Wirkungen der Gesichtsgymnastik, und zwar sowohl auf die jugendliche wie die alte Haut: Sie verbessert Durchblutung und Lymphfluss, beseitigt Abfallstoffe und bewirkt einen frischen Teint. Außerdem hilft sie, unsere Gesichtsmuskeln (Mimik) zu entspannen,

und entscheidet maßgeblich darüber, wie attraktiv wir auf unsere Umgebung wirken. Die Gesichtsgymnastik wird keine Wunder gegen die biologische Uhr vollbringen. Sie wird nicht jede Falte aus dem Gesicht verbannen und Sie zum Model wandeln. Aber sie wird Ihr Selbstvertrauen stärken, indem Sie den Alterungsprozess nicht einfach resignierend hinnehmen, sondern versuchen, ihn zu verlangsamen.

Warum aber Gymnastik, wenn es Cremes und Co. gibt? Die Antwort kennen Sie selbst: Weil Kosmetik nicht wirklich hilft. Soll die Haut auch in späteren Jahren gesund und frisch aussehen, muss frühzeitig mit ihrer sorgfältigen Pflege im umfassenden Sinn begonnen werden. Sie wird es uns danken, genau wie sie uns das Gegenteil, die Missachtung, übel nimmt. Allerdings sind viele zunächst sichtbare Effekte von Cremes nur oberflächlich und vorübergehend: Die Haut in den Fältchen wird mit Feuchtigkeit angereichert und geglättet, aber auf der Zellebene ändert sich nichts. Echte

positive Wirkungen in tieferen Schichten der Haut – nämlich dort, wo neue Zellen, neues Kollagen und elastische Fasern entstehen – erreichen Sie nicht mit passivem Cremen, sondern durch aktive Gymnastik.

Das Hautbild muss von innen her verbessert und aufgebaut werden. Pflege von außen ist nur ein unterstützender Faktor. Feuchtigkeitsspendende Cremes helfen, den Säureschutzmantel der Haut aufrechtzuerhalten, und schützen die Haut vor dem Austrocknen. Alles andere erreichen Sie am besten durch eigene Aktivität, die zudem nichts kostet und immer verfügbar ist. In diesem Sinne wünsche ich Ihnen Beharrlichkeit beim Durcharbeiten dieses Buches. Der Erfolg stellt sich dann unaufhaltsam ein. Und: Gesichtsgymnastik entspannt, bewirkt eine seelische Ausgeglichenheit und baut Stress ab!

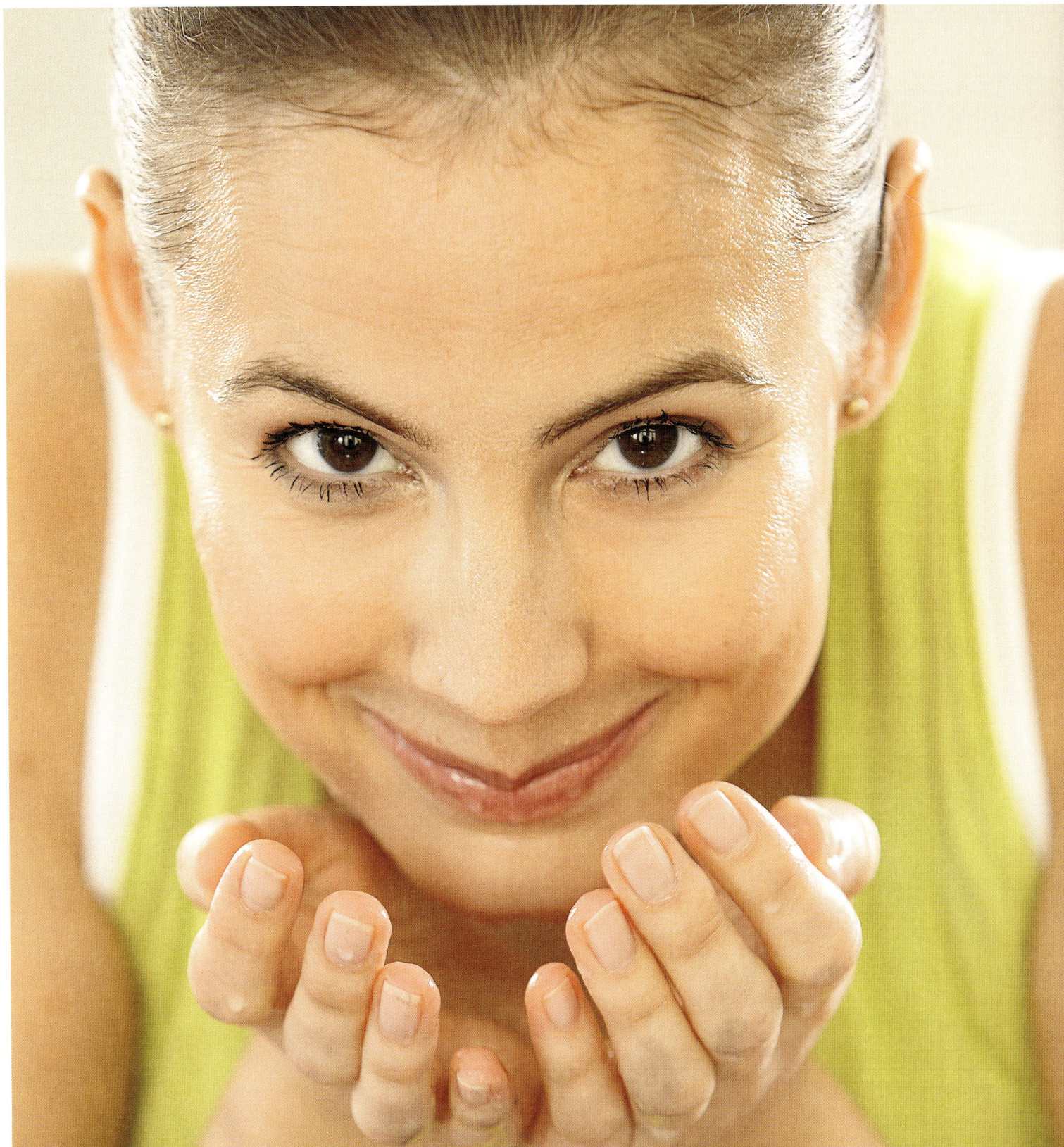

Wissen über die Haut

Die Haut ist mehr als nur die Hülle unseres Körpers. Sie grenzt uns nach außen hin ab und spielt eine wichtige Rolle als Schutz- und Abwehrorgan. Sie hilft, unsere Körpertemperatur konstant zu halten. Darüber hinaus sorgt sie für vielfältige Sinneswahrnehmungen. Gründe genug, sich einmal intensiv mit ihrem Aufbau zu beschäftigen.

Für eine straffe und frische Haut

Die Haut ist eine lebendige, äußerst dynamische Hülle. Wir erhalten ihre Funktionsfähigkeit, ihre weiche, elastische Beschaffenheit durch ausgewogene Ernährung, konsequente Pflege und viel Bewegung an der frischen Luft. Regelmäßige Gesichtsgymnastik hilft, Ihre Haut lebendig, straff und frisch zu erhalten.

Die Haut sollte elastisch, geschmeidig und gut durchblutet sein. Die Schönheit der Haut hängt nicht zuletzt von der Gesichtsmuskulatur ab. Die Gesichtshaut ist mit den Gesichtsmuskeln direkt verbunden und muss deren Bewegungen folgen. Dadurch entsteht auch der mimische Ausdruck des Gesichts. Nimmt die Spannkraft dieser Muskeln ab und verkümmern sie, weil wir viele von ihnen im täglichen Leben kaum benutzen, dann wird unsere Haut vorzeitig altern und erschlaffen. Dann droht die „Gesichtskonstruktion" wie bei einem verwitterten Bauwerk einzustürzen.

Die zweite Stütze des Gesichts sind die kollagenen und elastischen Fasern des Bindegewebes der Lederhaut. Auch sie können sich zurückbilden und an Festigkeit, Elastizität sowie an Volumen verlieren.

Durch eine gezielte, tägliche Gesichtsgymnastik wird das kollagene und subkutane Bindegewebe optimal durchblutet, die Hautzellen erhalten genügend Sauerstoff und Nährstoffe, die Muskel- und Bindegewebsfasern

bleiben länger erhalten und regenerieren sich schneller. Die Haut erhält dadurch ein rosiges, straffes, frisches, jugendliches Aussehen. Auch die Lymphzirkulation wird durch Kontraktionsübungen positiv beeinflusst. Schlacken werden besser beseitigt und die Zellen gereinigt.

wichtig

Der Wechsel von Spannung und Entspannung regt die kollagenen Fasern an, sich zu vermehren. Das Gewebe wird dadurch fester und straffer.

Durch die im zweiten Teil dieses Buches beschriebenen Gesichtsübungen können wir verhindern, dass die Muskeln und die elastischen und kollagenen Fasern sich zu rasch zurückbilden und ihre Spannkraft verlieren, wie es ja der Alterungsprozess mit sich bringt. Wir können mit einfachen, natürlichen Mitteln einem frühzeitigen Alterungsprozess der Gesichtshaut entgegenwirken und sogar teilweise Degenerationsschäden wieder ausgleichen. Denn durch den An- und Entspannungsreiz bzw. durch die sanfte

Dehnung mit nachfolgender Entspannung der Gesichtshaut werden die Bindegewebszellen angeregt, mehr Kollagen und Elastin zu bilden. Diese beiden Stoffe sind für die Hautfestigkeit und -elastizität entscheidend. Außerdem lernen wir, durch ein bewusstes An- und Entspannen der Gesichtsmuskeln unsere Mimik besser zu kontrollieren und dadurch verstärkte Mimikfalten zu vermeiden. Das Gesicht wirkt ansprechender, ausdrucksvoller, strahlender.

▼ Gesichtsgymnastik hilft, die Haut elastisch und straff zu halten.

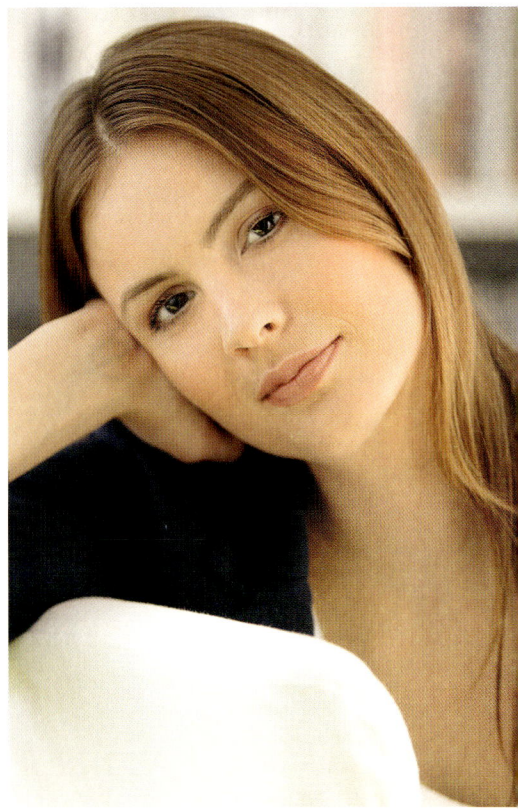

Spannungen abbauen

Fältchen im Gesicht unterstreichen unsere Lebenserfahrung und unsere Individualität. Kurz: Sie gehören zum Älterwerden. Aber im Laufe unseres Lebens eignen wir uns viele (schlechte) Gewohnheiten an, die sich oft tief in unsere Gesichtshaut eingraben. Gesichtsgymnastik wirkt solchen Anspannungen entgegen.

Zu der mimischen Gesichtsmuskulatur werden in der Regel 24–26 Muskeln gezählt. Die Anzahl ist relativ willkürlich, da manche Muskeln aus mehreren Teilen bestehen (der Oberlippenmuskel besteht z. B. aus 3 Teilen). Außerdem sind an der Mimik auch angrenzende Halsmuskeln beteiligt. Wie alle Muskeln können auch die kleinen Gesichtsmuskeln erschlaffen, weil wir sie im täglichen Leben kaum benützen. Dann ist ihre Durchblutung und damit ihre Ernährung nicht mehr gewährleistet. Kontraktionsübungen helfen, sie zu stärken und elastisch und wohl geformt zu erhalten. Umgekehrt entstehen häufig typische Falten, wenn wir aus schlechter Gewohnheit immer wieder einen bestimmten Gesichtsausdruck einnehmen, z. B. beim Essen oder Sprechen. Aber nicht nur Falten, auch Gesichtsschmerzen können durch einen gewohnheitsmäßigen Gesichtsausdruck entstehen (ebenso durch Bewegungen wie nächtliches Zähneknirschen).

Muskeln, die dauernd kontrahiert werden, verspannen und tun weh. Leider nimmt man dies bewusst überhaupt nicht mehr wahr. Diese Körperwahrnehmung können Sie aber wieder erlernen, da die Übungen auch das Körpergefühl schulen und uns spüren lassen, wenn wir Muskeln unnötig anspannen. Durch die im zweiten Teil des Buches beschriebenen Kontraktionsübungen, Atem- und Entspannungsübungen lernen wir, diese Muskeln besser zu kontrollieren und zu entspannen. Nicht nur unser Gesichtsausdruck wird freier, lockerer, gelöster, sondern auch unser ganzes Wesen, denn körperliche Spannungszustände lösen innere Anspannung aus und umgekehrt; körperliche Entspannung lässt uns auch seelisch zur Ruhe kommen.

Falten gehören dazu

Es geht keineswegs darum, jegliche Falte im Gesicht zu vermeiden, denn zum reifen, „lebenserfahrenen" Gesicht gehören Falten in gewissem Umfang einfach dazu. Die zunehmende Weisheit und Aussagekraft, die ein Mensch im mittleren Alter einem Jugendlichen voraus hat, darf sich in seinem Gesichtsausdruck ruhig zeigen und soll nicht vertuscht werden. Es kommt vielmehr darauf an, wie sich die Fältchen in das Gesicht einprägen. So können wir z. B. teilweise verhindern, dass tiefe Zornesfalten zwischen den Augenbrauen entstehen oder heruntergezogene Falten um die Mundwinkel uns eine dauernde Griesgrämigkeit bescheinigen. Je härter und starrer das Bindegewebe wird, umso tiefer können sich Falten ausbilden. Wir können dafür sorgen, dass dieser Prozess nicht beschleunigt, sondern verzögert stattfindet, und wir können unser Gesicht so pflegen bzw. durch Gesichtsgymnastik so frisch, geschmeidig und fest erhalten, dass nur kleine Fältchen – nicht eingegrabene Furchen – enstehen.

Gesichtsgymnastik ist wichtig

Um das Ausmaß der Problematik zu begreifen, müssen wir uns erst einmal damit beschäftigen, wie die Haut aufgebaut ist, nach welchen Gesetzen sie funktioniert und wie sie schön gehalten werden kann. Dann werden wir auch verstehen, dass passives Salben immer nur dem Glatt- und Geschmeidighalten der Oberhaut dienen kann, denn die Aufnahmefähigkeit der Haut für Stoffe von außen ist gering. Cremes binden die Hautfeuchtigkeit und erhalten die Oberflächenschicht weich. Jedoch spätestens ab dem 30. Lebensjahr sollte die Hautpflege durch eine spezielle Gesichtsgymnastik unterstützt werden, damit die Gesichtskonturen straff, die Muskeln kräftig bleiben und die Zellen sich rasch regenerieren können.

wichtig

„Man altert, wie man lebt." Das ist eine große Chance: Sie können durch Ihre Lebensweise einiges dafür tun, den Alterungsprozess zu verzögern.

Möglichkeiten, das Altern zu verzögern

Richtige Ernährung, Entspannung und Bewegung sind die Schlüsselworte.
- Ernähren Sie sich ausgewogen und verantwortungsvoll.
- Trinken Sie reichlich – Mineralwasser, Kräutertees und Säfte ohne Zuckerzusatz.
- Gehen Sie sehr maßvoll mit Genussmitteln um.
- Nehmen Sie Medikamente nur ein, wenn dies unumgänglich ist.
- Informieren Sie sich über Schadstoffe in Ihrer Umgebung; gehen Sie ihnen aus dem Weg.
- Meiden Sie intensives UV-Licht, vor allem die Mittagssonne.

- Lassen Sie sich nicht von zu viel körperlichem und seelischem Stress überwältigen; schalten Sie öfters ab.
- Lernen Sie eine Entspannungstechnik, z. B. entspannendes Atmen.
- Bewegen Sie sich ausgiebig – täglich! Bewegung, z. B. Gymnastik, vertieft die Atmung und führt dem Organismus mehr Sauerstoff zu, mit allen positiven Folgen.

Folgende Organe und Funktionselemente sind gut durch Gymnastik zu trainieren:
- Herz und Kreislauf einschließlich Gehirngefäße

- Lunge und Atemwege
- Verdauungsorgane
- Harnwege
- Geschlechtsorgane
- Immunsystem
- Bewegungsapparat – Muskeln, Bänder, Gelenke
- Augen
- Haut

In jedem Fall wirkt sich beharrliches Üben auch günstig auf die Psyche aus.

▼ **Viel trinken, am besten ungesüßte Tees, Säfte oder Wasser.**

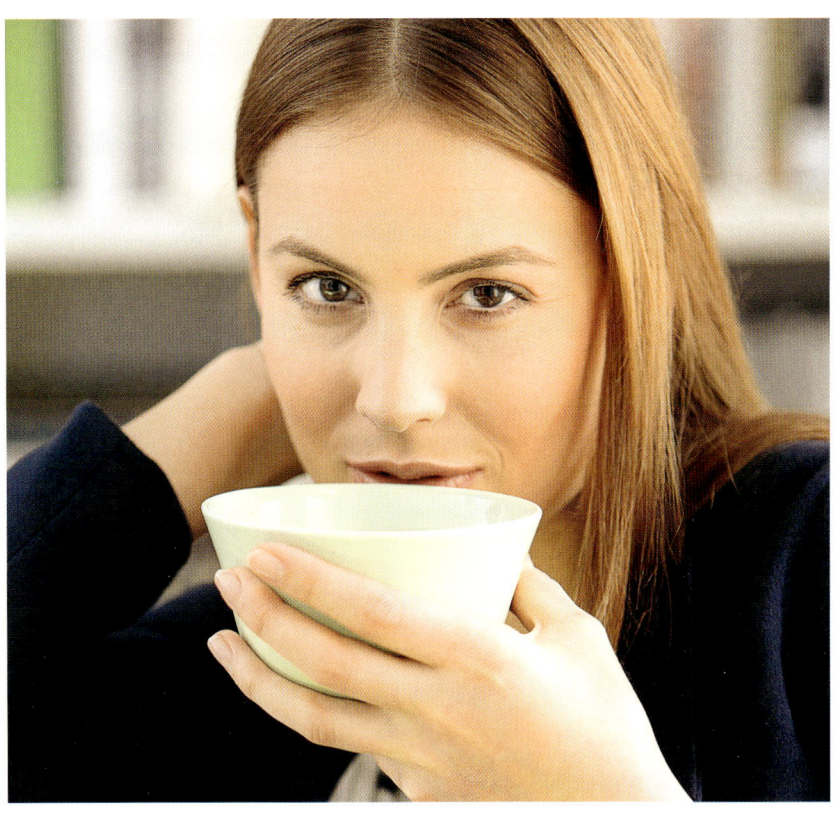

Lymphdrainage zum Entschlacken und Beleben

Das Lymphsystem arbeitet wie eine „Körperpolizei", indem es Giftstoffe, Stoffwechselschlacken und Bakterien aus dem Gewebe unschädlich macht und abtransportiert. Mit ein paar Tricks bringen Sie die Lymphe wieder richtig in Fluss, was Schwellungen, z. B. um die Augen herum, und Hautunreinheiten vorbeugt.

Die Lymphe ist eine Gewebeflüssigkeit, die unsere Körperzellen umspült und selbst die Zellen noch von Abfallstoffen befreit, die nicht mehr vom Blut erreicht werden. Das Lymphsystem beginnt in der Peripherie mit feinen Gefäßen, die ähnlich wie Löschpapier die Gewebeflüssigkeit aufsaugen. Die feinen Lymphgefäße vereinigen sich zu immer größeren Bahnen, die etwa parallel zum Venensystem herzwärts verlaufen. Die Hauptlymphbahnen vereinen sich zum Milchbrustgang, der zusammen mit anderen Sammelgefäßen hinter dem Schlüsselbein ins Venensystem einmündet. Zwischen die Lymphbahnen sind die Lymphknoten geschaltet; sie „filtrieren" die Lymphe und produzieren Abwehrzellen (Lymphozyten). Lymphknoten befinden sich im ganzen Körper. Besonders gut tastbar sind sie am Hals (z. B. bei einer Angina) und hinter den Ohren.

Die Lymphe wird von der Aktivität der Muskeln bewegt. Ähnlich wie die Venen sind die Lymphgefäße mit Klappen versehen, die wie Einwegventile funktionieren und ein Zurückfließen der Lymphe verhindern. Arbeiten Muskeln zu wenig oder zu langsam, staut sich die Lymphe sehr schnell. Verursacht oder begünstigt wird eine Stauung auch durch zu flaches

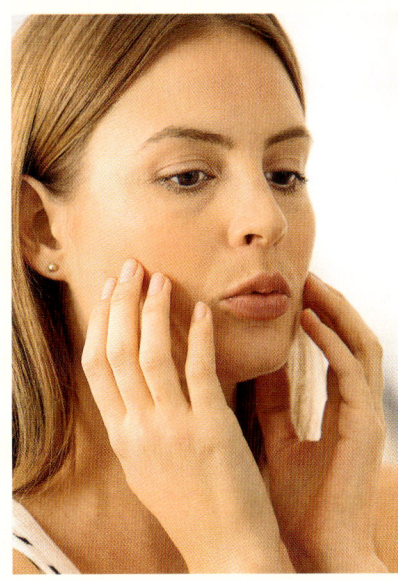

▲ Setzen Sie Ihre flachen Finger senkrecht auf der Oberlippe an. Führen Sie nun auf den Wangen kreisende Bewegungen nach außen durch. Unter den Augen brauchen Sie nur einen oder zwei Finger anzusetzen.

Atmen, Übergewicht, Genussgifte, ungesunde Ernährung, Bindegewebsschwäche und verschiedene Erkrankungen. Sehr deutlich lässt sich ein geschwächter Lymphfluss morgens an geschwollenen Augenlidern oder Tränensäcken ablesen; aber sichtbar wird er auch häufig, nach langem Stehen oder Sitzen, an den Knöcheln. Dies kann sich zu massiven Wasseransammlungen im Gewebe, sogenannten Ödemen, steigern.

Sanftes Ausstreichen

Ausstreichungen des Gesichts helfen, gestaute Lymphflüssigkeit abzutransportieren, was bei Schwellungen (Augen!) oder Hautunreinheiten besonders wichtig ist. Kombinieren Sie dazu die in diesem Buch vorgestellte Gesichtsgymnastik mit ableitenden Streichungen: immer von der Mitte des Gesichts nach außen, dann zum Ohr (unterhalb der Ohrläppchen), unter den Unterkieferwinkel und den Hals hinab. Sie können die Übungen je nach Bedarf 2-mal wöchentlich oder täglich durchführen.

Durch kreisende, pumpende Bewegungen fließen die Schlacken besser ab. Ziehen Sie die Kreise mit flachen Fingern immer zuerst nach unten, dann nach außen. Die ableitenden Griffe werden nur leicht und zart ausgeführt. Kreisen Sie etwa 5-mal auf einer Stelle, dann setzen Sie die Finger ein Stück weiter rauf, bis Sie bei den Ohren angelangt sind, dann, wie oben beschrieben, den Hals hinab bis zu den Schlüsselbeinen.

Die Lymphdrainage sollte nicht bei akuten Entzündungen im Gesichts- oder Halsbereich durchgeführt werden. Diese Einschränkung gilt natürlich auch für die Akupressur.

Von Knochen, Muskeln und Haut

Machen Sie sich nun mit dem Aufbau Ihrer Haut vertraut. Schicht um Schicht sorgt sie dafür, dass keine Bakterien, Pilze oder Viren und keine Schadstoffe in unseren Körper gelangen. Sie wirkt als Wärmeregulator und ermöglicht uns jede Menge wunderbarer Tast- und Sinneserlebnisse. Als äußere Hülle unseres Körpers fungiert sie zudem als unser „Aushängeschild".

Die Basis: der Schädel mit seinen Muskeln

Beim Knochengerüst des Kopfes unterscheidet man
- den Hirnschädel und
- den Gesichtsschädel.

Der Schädel umschließt das Gehirn, die Sinnesorgane und den Ansatz der Atem- und Speisewege. Die insgesamt 29 Schädelknochen sind durch knorpelige oder faserige Verbindungen zusammengefügt. Einzige Ausnahme ist die gelenkige Verbindung beidseits zwischen Unterkiefer und Schläfenbein (Kiefergelenke).

Die Gesichtsmuskulatur unterteilen wir systematisch in
- mimische Muskulatur und
- Kaumuskulatur.

Die mimischen Muskeln ordnen sich größtenteils ring- oder strahlenförmig um die größeren Öffnungen im Bereich der Gesichtshaut (Lidspalte, Mund, Nase und Ohr) und bilden die Grundlage der Wangen. Sie können die Öffnungen einengen, schließen oder erweitern und ermöglichen Ausdrucksbewegungen des Gesichts. Zu diesen Muskeln zählen die
- des Schädeldaches,
- in der Umgebung des Auges und der Nase,
- des Mundes,
- des äußeren Ohres.

Aus der Bezeichnung Kaumuskulatur geht die Funktion dieser Muskelgruppe klar hervor. Dazu gehören beidseits:
- der Schläfenmuskel
- der Kaumuskel
- der innere und äußere Flügelmuskel
- der obere Zungenbeinmuskel

Des Weiteren rechnet man zu den Kopfmuskeln die oberen Zungenbeinmuskeln, den großen Halshautmuskel und den Kopfwender. Einen Überblick über die Gesichtsmuskeln finden Sie auf der hinteren Umschlagklappe.

Die Haut unseres Gesichts besteht aus elastischem Bindegewebe, das die verschiedensten Verformungen, also Gesichtsausdrücke zulässt. Gedehnte Haut zieht sich immer wieder zusammen, zusammengezogene Haut vermag sich wieder auszudehnen. Dieses zunächst elastische, nachgiebige Gewebe verfestigt und vernetzt sich mit den Jahren immer mehr und unterliegt Abbau- und Alterungsprozessen. Es wird außerdem dünner, weil die Hautzellen mehr und mehr ihre Fähigkeit verlieren, Wasser zu binden.

Der Aufbau der Haut

Die menschliche Haut ist ein vielschichtiges Gebilde. Sie besteht aus der Oberhaut, der Lederhaut (Kutis), der Unterhaut (Subkutis) sowie den Hautanhangsgebilden, zu denen Hautdrüsen, Haare und Nägel zählen. An den Körperöffnungen geht sie in die Schleimhäute über. Zwei Gewebearten sind zu unterscheiden:

- Das Deckgewebe (Epithelgewebe) bildet die oberste Hautschicht und umgibt die Haarbälge sowie die Schweiß-, Duft- und Talgdrüsen. Es handelt sich um ein mehrschichtiges verhornendes Plattenepithel. Charakteristisch für diese Gewebeart sind die eng beieinanderliegenden Zellen, zwischen denen nur wenig

WISSEN

Schichtenaufbau der Haut

Die Haut, die beim Durchschnittserwachsenen mit
1,6–2 m² das oberflächengrößte Organ darstellt, wird von
außen nach innen in 3 große Schichten eingeteilt:

- Oberhaut (Epidermis), aus mehrschichtigem verhor-
  nendem Plattenepithel
- Lederhaut (Corium), eine Bindegewebeschicht,
  bestehend aus:
  - dem Papillarkörper, der zapfenförmig mit der Oberhaut
    verzahnt ist,
  - einer Geflechtschicht, die vor allem Reißfestigkeit
    bewirkt.
- Unterhaut (Subkutis), welche die Verbindung mit den
  tiefer gelegenen Strukturen (Faszien, Knochenhaut) herstellt; enthält Fettzellen und führt die größeren Gefäße
  und Nerven

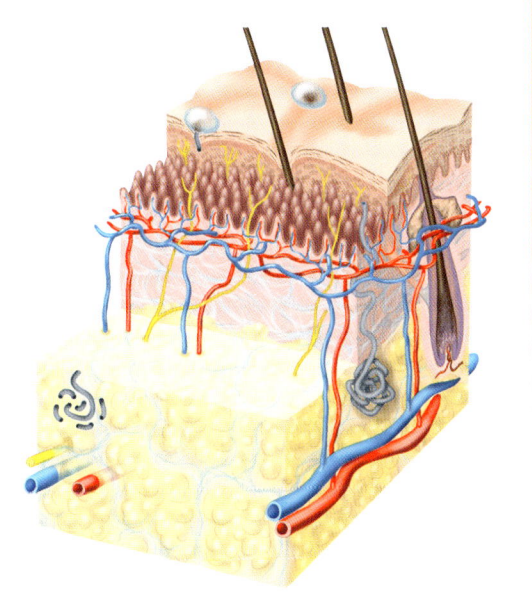

Zwischenzellsubstanz (Interzellularsubstanz) zu finden ist. Das Epithelgewebe verträgt keine hohen
Zugspannungen und ist allein nicht
lebensfähig, da es keine Blutgefäße
enthält. Die Oberhaut wird über das
darunterliegende Bindegewebe der
Lederhaut (Papillarkörper) ernährt.
- Das Bindegewebe ist aus Zellen, Fasern und Grundsubstanz aufgebaut.

Zellen bestehen aus Zellkern und Zellleib (Proto- oder Zytoplasma). Der
weiche, zähflüssige und quellfähige
Zellleib wird im Wesentlichen aus
dem Grundplasma, der Zellmembran und den Zellorganellen gebildet.
Das Grundplasma der Zelle besteht zu
75–95 % aus Wasser, in dem wichtige
Substanzen gelöst sind. Hier findet der
Zellstoffwechsel statt. Das Grundplasma kann durch schädigende Einflüsse

wie Alkohol, Nikotin, Quecksilber, verschiedene Strahlungsarten oder auch
durch Ernährungsfehler zu flüssig oder
aber zu zäh werden. Dies kann zum
Absterben der Zelle führen.

Die Ausläufer der Zellen stehen miteinander in Verbindung und bilden ein
grobmaschiges Netz, in dessen Zwi-
schenräumen (Maschenräumen) sich
Gewebe- und Körpersäfte befinden.
Das Binde- und Stützgewebe bildet die
zwischen den Zellen liegende Zwi-
schenzell- oder Interzellularsubstanz.
Bei der geformten (es gibt auch die un-
geformte) Zwischenzellsubstanz unterscheidet man kollagene, elastische
und netzförmige Fasern.

Während die elastischen Fasern die
Eigenschaft eines Gummibandes besitzen, zeichnen sich die kollagenen

Fasern durch Druck- und Zugfestigkeit
aus. Sie werden daher auch als form-
gebende Fasern bezeichnet. Durch
Aktivierung (z.B. Gymnastik) werden
die kollagenen Fasern vermehrt, was
die Festigkeit des Bindegewebes und
damit der Haut erhöht.

Das Bindegewebe enthält mehr Zwischenzellsubstanz als Zellen. Diese
Füllsubstanz dringt in jeden Zwischenraum, sichert den Zusammenhalt des Körpers und gestattet die Verschiebung der Organe gegeneinander.

Die Oberhaut mit ihren Anhangsgebil-
den entwickelt sich – genau wie das
Nervensystem, zu dem sie in enger Beziehung steht – aus dem embryonalen
äußeren Keimblatt; dagegen entstehen
die Lederhaut und das Unterhautgewebe aus dem mittleren Keimblatt.

WISSEN

Die Haut regeneriert sich

Nur in der Keimschicht werden durch zahlreiche Zellteilungen fortlaufend neue Epithelzellen zur Regeneration der Haut gebildet, sodass der Zellnachschub für die Oberhaut gewährleistet ist. Durch die Regenerationsfähigkeit der Haut werden nicht nur ständig die abgestorbenen, sondern auch beschädigte, erkrankte und verbrauchte Zellen ersetzt. Der Vorgang der stetigen Zellteilung ist jedoch außerordentlich strahlenempfindlich. Müssen sich Zellen über Jahre hinweg ständig neu regenerieren, z. B. infolge von Strahlenschäden, kann die Steuerung der Zellteilung entgleisen und hemmungsloses Wachstum dazu führen, dass eine Geschwulst entsteht.

Die Haut weist nervöse Empfangsorgane für Kälte- und Wärmereize auf, Fühlzellen an den Enden der Nervenfasern, Druckpunkte für die Wahrnehmung von Berührungsreizen, 1 m lange Aderschlingen und bis zu 4 m lange Nervenfäserchen sowie Haar-, Talg- und Schweißdrüsen.

Oberhaut: unsere äußere Grenze

Sie bildet die Grenzschicht und Barriere des Körpers gegen die Umgebung. Die durchschnittlich nur 1,3 mm dicke Oberhaut besteht aus mehreren Lagen, deren Zellen auf ihrem Weg nach oben langsam verhornen und schließlich als Hornschuppen abgestoßen werden.

Die Hornschicht ist an stark beanspruchten Stellen dicker und besitzt mächtige Leisten (z. B. Fußsohlen), zwischen denen sich Corium-Papillen tief in die Epidermis eingraben. An Wangen, Rumpf und den Innenseiten der Arme und der Oberschenkel hingegen ist die Hornschicht dünner.

In die Keimschicht der Oberhaut sind die Melanozyten eingelagert. Sie produzieren ein gelbes bis schwarzbraunes Pigment, das Melanin. Melanin schützt die Keimschichtzellen vor den schädlichen UV-Strahlen. Bekanntlich können UV-Strahlen das genetische Material der Hautzellen schädigen und Hautkrebs auslösen. Setzen wir uns starker Sonnenstrahlung aus, wird vermehrt Melanin gebildet, und die Haut wird braun, aber bald durch die Verdickung der Hornschicht (Lichtschwiele) auch ledern. Die Bräunung ist nur Ausdruck einer Schutzreaktion der Haut gegen die Sonnenstrahlen. Das Melanin ist außerdem für die Farbe unserer Augen und Haare verantwortlich.

Basalschicht. Neu gebildete Zellen brauchen ca. 27–30 Tage, um von der Basalschicht an die Oberfläche zu wandern. Dabei verändern sie ihre Form und Funktion; sie platten immer mehr ab und werden zu Hornzellen.

Die Hornschicht wird ersetzt. Während ihrer Wanderung unterliegen die Zellen einem natürlichen Reifungs- und Alterungsprozess, in dessen Verlauf sich die Zellmembran immer mehr verdickt und verfestigt. Die Verhornung spielt sich in der Körnerschicht ab, deren Zellen Keratohyalin enthalten. Wenn die Zellen absterben, hinterlassen sie nur noch ihr Syntheseprodukt, das Keratin. Dieses erscheint an der Oberfläche als das uns bekannte Bild der kompakten Deck- oder Hornschicht, die noch einen Feuchtigkeitsanteil von etwa 5 % aufweist. Sie ist zu einer festen Barriere geworden, die einen mechanischen Schutz bietet. Die abgeflachten, dicht miteinander verzahnten Hornzellen werden schließlich als Hornschuppen durch Bewegung, Reibung oder Reinigung der Haut abgestoßen bzw. abgeschilfert, sodass der Körper täglich mehrere Gramm Hornschicht verliert. Durch ständig von unten nachrückende Zellen wird die Hornschicht laufend ersetzt. Dank dieser Regenerationsfähigkeit bleibt die Haut zart, weich und geschmeidig. Jedoch lässt die Fähigkeit der Zellen, sich zu teilen und zu erneuern, in späteren Jahren nach.

Schutz vor Fremdkörpern

Zwischen den miteinander verzahnten Hornzellen befinden sich enge

WISSEN

Die Oberhaut auf einen Blick

- Grenzschicht und Barriere zur Außenwelt, in intaktem Zustand undurchlässig.
- Bietet mechanischen Schutz, Schutz vor Wasser, Eindringen von Krankheitserregern.
- Besteht aus mehrschichtigem Plattenepithel, in das spezialisierte Zellen eingelagert sind (z.B. Langerhans-Zellen, Tastzellen, Melanozyten).
- Regenerationsfähig dank aktiver Zellteilung, sodass Wunden und Verletzungen heilen.
- Die verhornten Zellen bilden mit Talg und Schweiß den Säureschutzmantel.

Spalträume, in denen dünne, mit bloßem Auge nicht sichtbare fettartige Lamellen liegen. Diese Beschaffenheit der Hornschicht verhindert, dass der Körper austrocknet. Eine dichte, feste Oberhautabdeckung gibt der Epidermis den bestmöglichen Schutz gegen jegliche Einwirkung von außen und macht sie widerstandsfähig gegen das Eindringen von Fremdkörpern. Allerdings können Risse, spröde Haut oder Verletzungen diesen Schutz beeinträchtigen. Der von den Talgdrüsen produzierte Talg sorgt wie eine Salbe dafür, dass die Geschmeidigkeit und Undurchlässigkeit der Hornschicht erhöht wird. Zusammen mit dem Schweiß und den Hornschuppen der Oberhaut bildet der Talg einen dünnen Fett-Säure-Mantel, der die gesamte Haut bedeckt und sie gegen Bakterien schützt, indem er sie zersetzt und daran hindert, in tiefere Hautschichten einzudringen. Diese natürliche Desinfektionsschicht und die natürliche Bakterienflora der Haut ergänzen

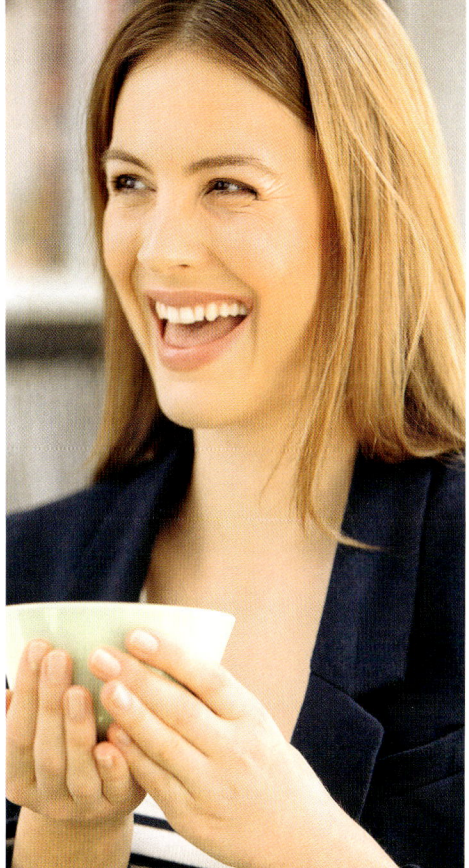

▲ Lachfältchen sind erlaubt.

die massive Abwehr der fest gefügten Hornzellen gegen schädliche Keime und andere Fremdstoffe. Der Wasser-Lipid-Mantel kann, je nach Hautbeschaffenheit, kurzfristig oder anhaltend durch alkalische Seifen aufgelöst und in seiner Schutzfunktion beeinträchtigt werden.

▼ Die Haut von außen nach innen

Hornschicht			
Glanzschicht		Oberhaut (Epidermis)	
Körnerzellschicht			
Stachelzellschicht	Keimschicht		Haut (Kutis)
Basalzellschicht			
Papillarkörper		Lederhaut (Corium)	
Retikularschicht			
Bindegewebe mit Fettzellen, Nerven und Gefässen		Unterhaut (Subkutis)	

Lederhaut: fest und elastisch

Die Lederhaut (Corium) ist viel dicker als die Oberhaut. Bei den Tieren wird durch das Gerben der Lederhaut die Haut zu Leder, daher auch der Name. Bedingt durch feste, innig miteinander verfilzte Bindegewebsfasern zeichnet sie sich durch eine besondere Zugfestigkeit und Elastizität aus. Die Bindegewebsfasern sind für die Glätte und Festigkeit der Haut verantwortlich. Die Lederhaut enthält zahlreiche Sinnesorgane. Sie ist eine reich mit Blutgefäßen ausgestattete „lebende" Hautschicht. Durch ihr ausgedehntes Gefäßnetz ernährt sie die Oberhaut, sodass die Zellen der Basalschicht ständig neue Zellen bilden können. Je mehr Aufbaustoffe die Lederhaut erhält, umso besser wird die Epidermis mit neuen Zellen versorgt. Im Alter nimmt die Zellerneuerung allmählich ab.

Über Falten und Streifen

Man unterscheidet bei der Lederhaut eine äußere, unebene (Stratum papillare oder Papillarschicht) und eine innere, netzförmige Schicht (Stratum reticulare oder Geflechtschicht). Die Papillarschicht ernährt die Oberhaut. Das feine, netzartige Geflecht kollagener Eiweißfasern, das wie ein Scherengitter strukturiert und mit elastischen Proteinfasern durchzogen ist, verleiht der Haut Spannkraft, Festigkeit gegen Druck, Stoß und Reißen sowie reversible Verformbarkeit. Gedehnte, deformierte, verzogene Haut kann daher

leicht in den Ausgangszustand zurückkehren und die normale Form annehmen. Erst der Elastizitätsverlust im Alter schränkt diese Fähigkeit ein und lässt die Haut faltig werden. Bei zu großer Beanspruchung können die Fasern aber auch reißen. So können z. B. Schwangerschaftsstreifen entstehen.

Individuelle Ausgestaltung

Oberhaut und Lederhaut sind in einer Grenzschicht durch zapfenartige Kollagenfaserschleifen, die sogenannten Bindegewebspapillen, wie ein Reißverschluss fest miteinander verzahnt. Beide Schichten sind deshalb mechanisch besonders gut verbunden. Die Anordnung dieser Zapfen und Leisten ist an den Fingerkuppen auf der Hornschicht leicht zu erkennen. Die Struktur der Papillarlinien ist aber nicht nur an den Händen und Fingern, sondern auch an Füßen und Zehen sichtbar. Das unveränderliche Muster der Papillarlinien ist genetisch determiniert und bei jedem Menschen individuell verschieden. Deshalb werden bei kriminaltechnischen Untersuchungen die Fingerabdrücke zur Identifizierung von Personen herangezogen.

Die Papillen sind besonders stark durchblutet. Sie enthalten Blutgefäßknäuel; aber auch Meißner-Tastkörperchen sind darin eingelagert, die Reize aufnehmen und sie über Nervenbahnen weiterleiten. Die Binde-

gewebszapfen verkümmern im Alter immer mehr, wodurch die Versorgung der Haut schlechter wird und leichter Blasen entstehen können. Spezielle Atemgymnastik, Gesichtsgymnastik und alles, was die Durchblutung anregt, wirken auch bei den Papillen aufbauend und regenerierend. In der Nähe der Tastkörperchen liegen Kälterezeptoren (Krause-Endkolben) und noch etwas tiefer Ruffini-Körperchen als Wärmerezeptoren; beide sind an der Wärmeregulation beteiligt.

Das Bindegewebe der Lederhaut sorgt nicht nur für den Zusammenhalt der Zellen und übt eine Stützfunktion aus, sondern es wirkt auch als „Versorgungskammer" der Haut für alles, was sie zu Reparaturen und Heilungsprozessen benötigt. So besteht die Lederhaut aus kollagenen und elastischen Fasern, die durchsetzt sind von einem dichten Geflecht feinster Blut- und Lymphgefäße, Nerven, Haarwurzeln,

Muskel- und Drüsenzellen, Bindegewebszellen und freien Zellen des Immunsystems.

Gute Versorgung

Die Blutgefäße führen der Haut energiereiche Verbindungen, Baustoffe und Sauerstoff zu. Von hier aus erfolgt der Weitertransport zur Oberhaut, und umgekehrt werden die Abfallprodukte durch das Netz der Venen abtransportiert. Die winzigen Arterien, Venen und Kapillargefäße sind Verästelungen von größeren, die sich tiefer im Körperinneren befinden. Es grenzt an ein Wunder, dass sich in jedem Quadratzentimeter der Lederhaut etwa 30 kleine Blutgefäße befinden, die die Haut versorgen, sie gesund und lebensfähig halten, für den Abtransport von Stoffwechselabfällen sorgen und mithelfen, die Körpertemperatur konstant zu halten.

Die Lederhaut verfügt über zahlreiche Nervenenden, die größtenteils bis in die Oberhaut hineinreichen und die Haut zu einem hoch empfindlichen Sinnesorgan machen. So registrieren und melden Millionen Nervenenden und Tastkörperchen Berührung, Druck, Schmerz, Kälte, Wärme und sogar Juckreiz sowie das Kitzelgefühl. Eine besonders große Anzahl von Nervenenden befindet sich in der Lippenhaut und den Fingerspitzen.

Auch Muskelfasern befinden sich in der Lederhaut. Die quer gestreiften Hautmuskeln kommen nur im Gesichts- und Halsbereich vor (dies machen wir uns bei der Gesichtsgymnastik zunutze). Durch diese Muskulatur wird unser Mienenspiel möglich, sie wird deshalb auch mimische Muskulatur genannt. Glatte Muskelfasern finden sich im Talgdrüsenapparat und bewirken unter bestimmten Umständen eine „Gänsehaut".

Ohne Schweiß kein Preis

Die Lederhaut beherbergt zudem die Schweiß- und Talgdrüsen. Die Talgdrüsen produzieren ein öliges Sekret, das am Haarschaft entlang durch eine Pore zur Hautoberfläche fließt und dort austritt. Das Sekret wird mechanisch durch Verwischen verteilt. Das Fett bzw. der Talg hält die Haut geschmeidig und sorgt dafür, dass Wasser an ihr abperlt. Sind die Poren der trichterförmigen Ausführungsgänge verstopft, entstehen unschöne Pickel, Mitesser und Entzündungen.

Die etwa 2 Millionen kleinen Schweißdrüsen entspringen der unteren Lederhaut oder schon der oberen

Unterhautschicht. Das eigentliche Drüsenende besteht aus einer Art Knäuel, aus dem sich der Ausführungsgang korkenzieherartig hinaufschlingt und frei an der Hautoberfläche in einer eigenen Schweiß- oder Hautpore endet. Besonders reichlich sind Schweißdrüsen an Handtellern und Fußsohlen vorhanden. Die Schweißdrüsen entlasten durch ihre Ausscheidungsfunktion zum einen die Nieren, zum anderen reguliert die Verdunstung des Schweißes die Körperwärme.

Unterhaut: Binde- und Fettgewebe

Die Unterhaut (Subkutis) schließt übergangslos an die Lederhaut an. Sie besteht aus einem lockeren, maschenartigen Bindegewebe, das mit Gewebeflüssigkeit durchtränkt ist und in das mehr oder weniger zahlreich traubenartige Fettzellen eingelagert sind. Deshalb wird es auch als Unterhautfettgewebe bezeichnet. Es rundet den Körper ab, schützt ihn vor Druck und Stoß und polstert die Haut auf. Zugleich funktioniert es aber auch als Kälteschutz (verhindert als schlechter Wärmeleiter die Abgabe von Wärme) sowie als Vorratsspeicher. Außerdem ist das Fettgewebe ein Flüssigkeitsspeicher, wobei sein Wassergehalt zwischen 5 und 70 % schwanken kann. Die Eigenschaft der Fettzellen, eine relativ große Menge an Flüssigkeit aufnehmen zu können, macht man sich zunutze, um gelöste Arzneimittel unter die Haut einzuspritzen. Hingegen sind die Bindegewebsfasern hier weniger dicht verflochten, sodass die Haut gegenüber der Unterlage verschoben werden kann. Die Subkutis liegt Muskeln, Organen, Knochen und Knorpeln direkt auf. Haarwurzeln und Schweißdrüsen reichen bis in diese Hautschicht, viele Nerven enden hier. Außerdem befinden sich in ihrem unteren Abschnitt die Vater-Pacini-Körperchen, die für die Tiefensensibilität verantwortlich sind.

Fettgewebe: Energie- und Wasserspeicher

Das Fettgewebe kann außer Flüssigkeit auch Fett in den Zellen speichern. Sie schwellen dann zu großen Kugeln an und bilden zusammen größere Fettzellengruppen, die durch kollagene und elastische Fasern zu Fettläppchen zusammengefasst werden. Dazwischen befinden sich flüssigkeitsgefüllte Hohlräume (Gewebeflüssigkeit). Im intakten Zustand bilden sie für die Haut ein prall-elastisches Polster.

wichtig

Wenn diese Gewebeflüssigkeit altersbedingt und/oder aufgrund mangelnder Pflege abnimmt, ver-

liert die Haut ihre Spannkraft und Frische. Sie wird schlaff, faltig, vielleicht spröde, rau und welk.

Die Dicke der Haut nimmt etwa bis zum 30. Lebensjahr zu, danach wird sie allmählich wieder dünner, weil die Zellen nicht mehr so viel Feuchtigkeit speichern können. Der Gehalt an Kollagen, das Salze speichern und somit Wasser binden kann, nimmt ab. Ein Kollagenverlust kann aber auch durch übermäßige Sonnenbestrahlung und Östrogenmangel vorzeitig eintreten. Kollagenhaltige Kosmetika vermögen zwar kaum die Hautschichten zu durchdringen; dennoch können sie die Feuchtigkeit binden, was sich kosmetisch vorteilhaft auswirkt.

Das Fettgewebe ist eine Sonderform des retikulären Bindegewebes und besteht aus großen, runden Fettzellen, die durch Einlagerung von Fetttröpfchen in Retikulumzellen entstanden sind. Zwischen den Zellen liegen Fasern, die an der Zelloberfläche ein feines Netzwerk formen. Fettgewebe und das verhältnismäßig faserarme lockere Bindegewebe, das als Füll- und Verpackungssubstanz in jeden Zwischenraum eindringt, ergänzen einander. Die feinen, echte Netze bildenden Gitter- oder Retikulumfasern umspinnen die einzelnen, kugeligen Fettzellen und fassen sie zu größeren Fettzellengruppen, Fetträubchen und -läppchen zusammen. Die Läppchen sind übereinander geschichtet. Dazwischen liegen kräftigere kollagene und elastische Faserzüge, die die Festigkeit des Bindegewebes erhöhen.

Das lockere Bindegewebe, das die meisten inneren Organe umschließt und verbindet, lässt Formveränderungen und Verschiebungen der Organe bzw. Muskeln gegeneinander zu. Dank der straffen Bindegewebszüge vermag die Haut sich Druck- und Zugkräften anzupassen. Je nach Beanspruchung vermehren sich die kollagenen Fasern, die ja immer wieder neu gebildet werden. Das lockere Bindegewebe sorgt somit nicht nur für die mechanische Verschiebbarkeit der inneren Organe und der Unterhaut, sondern ist auch für die Neubildung und das Wachstum der kollagenen Fibrillen sowie für Abwehrvorgänge zuständig.

Das Fettgewebe vermag aufgrund seines hohen Wassergehaltes (Verhältnis Fett zu Wasser = 1 : 7) wie ein Wasserkissen Druck und Stoß von außen abzufangen und die inneren Organe, Muskeln, Blutgefäße und Nerven vor mechanischen sowie thermischen Einwirkungen zu schützen. Die Fettpolster verhindern zudem Wärmeverluste. Sie sind als wärmende Hülle bedeutsam, denn Fett ist ein schlechter Wärmeleiter. Jedoch dienen die Fettdepots nicht nur als Isolierung und Vorrat, sondern sie modellieren auch die Körpergestalt.

So geben die Fettzellen des Unterhautzellgewebes unserem Körper die typische männliche oder weibliche Form. Sie runden die Konturen ab und polstern Unebenheiten aus. Die Fettzellen schrumpfen zusammen, wenn das Depotfett beispielsweise bei schwerer Arbeit aufgebraucht wird. Nehmen wir erneut kalorienreiche Nahrung auf, füllen sie sich rasch wieder.

Man geht davon aus, dass die Zahl der Fettzellen von Geburt an festgelegt ist. Zur Fettleibigkeit kommt es dann, wenn die Fettzellen sich vergrößern oder aufblähen, in erster Linie infolge von Überernährung. Jedoch spielen dabei auch andere Faktoren eine Rolle, z.B. das Geschlecht, das Alter, die Hormone oder der Konstitutionstyp. Es wird angenommen, dass Fettverteilungsmuster und Körpertyp vererbt sind.

Sowohl Lederhaut als auch Epidermis werden von dem tiefer liegenden Fettgewebe und seinen kollagenen und elastischen Fasern gestützt. Von der Lederhaut führen straffe Bindegewebszüge durch die Unterhaut bis zu den darunterliegenden Körperteilen. Diese Bindegewebszüge befestigen die Subkutis – die die Verbindung zwischen Haut und Untergrund herstellt – an den unter der Haut gelegenen Strukturen. Zwischen den Bändern befinden sich Fettpolster.

Schmerzrezeptoren reagieren auf mechanische (z.B. Nadelstich), thermische oder chemische Reize und schützen uns vor schädigenden Einflüssen. Berühren wir z.B. einen heißen Ofen, löst dieser Schmerzreiz einen „Fluchtreflex", also das rasche Zurückziehen des Körperteils, aus.

wichtig

Die Temperatur- und Schmerzempfindungen gehören als Wächter unserer Gesundheit zu den wichtigsten Schutzmechanismen unseres Körpers.

Die Oberflächensensibilität oder Berührungsempfindung wird durch die Meißner-Tastkörperchen (bei nicht behaarter Haut) oder die Nervennetze um die Haarscheiden, welche die Haarwurzeln umgeben, bestimmt. Wird die Haut stärker gereizt, lösen Druckrezeptoren (Merkel-Tastscheiben oder Vater-Pacini-Körperchen) Druckempfindungen aus.

Die Sinnesfunktionen der Haut

Als fünftes Sinnesorgan (neben dem Gesichts-, Gehör-, Geruchs- und Geschmackssinn) birgt die Haut den Tastsinn, der den fühlbaren Kontakt zwischen Innen- und Außenwelt herstellt und uns in Beziehung zur Umwelt treten lässt. Eine der wunderbarsten Aufgaben der Haut besteht in der Sinneswahrnehmung, denn ihre Sinneszellen nehmen Reize auf und leiten sie an das zentrale Nervensystem weiter, wo sie verarbeitet werden und Empfindungen sowie Bewegungen auslösen. Berührt man z.B. einen warmen Gegenstand oder scheint die Sonne auf den Körper, nehmen spezielle Thermorezeptoren auf der Hautoberfläche diese Temperaturempfindung wahr. Die Information wird über Nervenfasern zu sensiblen Zentren in der Hirnrinde geleitet und dort verarbeitet. Wir fühlen dann: „Es ist warm" oder im gegenteiligen Fall: „Es ist kalt". Je nach Intensität wird der Reiz als angenehm oder weniger angenehm empfunden, das heißt, jeder Reiz kann eine Schmerzempfindung auslösen, wenn er eine bestimmte Intensität übersteigt. Die

Akupressur – damit die Lebensenergie fließt

Gemäß der Traditionellen Chinesischen Medizin existiert ein System der Meridiane oder Energiebahnen, die in Längsrichtung des Körpers verlaufen und unsere Organe mit Lebensenergie versorgen. In der Praxis sind die Meridiane Orientierungshilfen, um Akupunkturpunkte aufzusuchen. Diese Punkte stehen mit Organen in Verbindung. Bringen Sie mit Akupressur das „Chi" wieder ins Fließen.

Die Bezeichnung „Akupressur" bezieht sich auf die chinesische Druckmassagetechnik. „Shiatsu" wiederum ist eine japanische Weiterentwicklung der Akupressur. Die Grundtechnik der Akupressur besteht aus einem festen Druck mit der Fingerkuppe. Ist der freie Fluss der Lebensenergie „Chi" behindert, entstehen Blockaden oder Stauungen. Der Energiekreislauf ist unterbrochen. Durch das Drücken besonderer Akupressur- Punkte auf den Energiebahnen können Energieblockaden gelöst und der Energiefluss wieder angeregt werden. Dabei stellen die Akupressurpunkte Zugangswege zu den Energiebahnen dar. Der Blasenmeridian ist z. B. der „Hauptentgiftungskanal". Er arbeitet jede Sekunde, und der Weg der anderen Meridiane führt immer zu ihm. Er beginnt am inneren Lidwinkel, führt über den Hinterkopf zum Nacken und an der Körperrückseite hinab bis zu den kleinen Zehen. Akupressur im Kopf-/Gesichtsbereich, ganz besonders die Massage um die Augenhöhlen, stellt in China eine vorbeugende Routinebehandlung dar. Sie wird schon im Kindergarten mittels großer Schautafeln vermittelt. Alle Akupressurpunkte stehen über die Meridiane mit anderen Organen in Verbindung. Bei den Punkten um die Augen handelt es sich z. B. um die Organe Haut, Leber und Nieren. Der Reiz gelangt über die Meridiane auch zum Zielorgan und löst dort einen Selbstheilungsprozess aus. Sehr viel Wert legt die chinesische Lehre während der Akupressurbehandlung auch auf die entspannte Atmung.

Einmaleins der Akupressurbehandlung

Vorab 2 Grundregeln: 1. Immer mit warmen Händen arbeiten, 2. So fest drücken, dass es deutlich spürbar ist, aber nicht schmerzt.

- Legen Sie die Kuppen der Zeige- oder/und Mittelfinger auf die angegebenen Akupressurpunkte, die meistens symmetrisch (rechte und linke Gesichtsseite) und oft in kleinen Mulden angeordnet sind.
- Drücken Sie die Fingerkuppen fest auf die Punkte und steigern Sie langsam den Druck.
- Die durchschnittliche Druckdauer liegt bei 10–30 Sekunden.
- Beenden Sie die Behandlung, sobald Sie das Gefühl haben, dass der Körper keine weiteren Reize mehr aufnimmt.
- Sie können einen Punkt 3- bis 5-mal hintereinander drücken, sollten aber jedes Mal eine kleine Pause dazwischen lassen.
- Nicht zu viele Punkte in einer Sitzung akupressieren! Nehmen Sie sich Zeit, auf die Reaktionen Ihres Körpers zu achten.
- Die Reihenfolge der Akupressurpunkte bestimmen Sie selbst. Richten Sie sich dabei nach den Bedürfnissen und Reaktionen Ihres Körpers.
- Konzentrieren Sie sich während der Akupressur auf den Energiestrom.

Vor allem Dauerstress führt zu Energieblockaden, auch im Gesicht, denn hier neigen die Muskeln besonders schnell zur Verspannung. Die Energie kann nicht mehr fließen. In der Folge kommt es zu Schmerzen, Disharmonien, Müdigkeit, Konzentrationsschwäche und Lustlosigkeit. Das Pressen der Punkte befreit nicht nur den Energiefluss und regt dadurch den Lymphfluss, die Durchblutung und die Nervenbahnen an, sondern beeinflusst auch die Faltenbildung günstig. Die Akupressurbehandlung kann die Gesichtsgymnastik einleiten, aber auch zwischen den Übungen bereichern. Sie steigert nicht nur Ihr Wohlbefinden, sondern hilft auch gegen viele Alltagsbeschwerden. Westliche Wissenschaftler fanden heraus, dass es sich bei traditionellen Akupunkturpunkten um besonders sensible Punkte handelt, um die sich Nerven und Gefäße befinden. Andere erkannten, dass viele Punkte mit sogenannten Triggerpunkten, also den Schmerzpunkten einer verspannten Muskulatur, identisch sind. In der chinesischen Medizin heißt es, dass durch das Drücken von Akupressurpunkten eine Art elektrischer Strom entsteht, der Signale durch das Netz der Muskelhäute sendet, sogar reflektorisch zu Organen, die ganz woanders liegen.

Akupressurpunkte auf der Stirn

Gegen Stirn- und Sorgenfalten. Sorgt für eine bessere Durchblutung des Kopf- und Stirnbereichs.

Beklopfen Sie zunächst die Haaransatzpunkte von einer Schläfenseite zur anderen. Am Schluss die Mitte zwischen den Augenbrauen beklopfen.

Punkt 1: Punkte entlang der Haaransatzlinie. Legen Sie alle 4 Finger jeder Hand auf die Punkte.

Punkt 2: Stirnbeinhöcker. Dieser „Stressreduzierungspunkt" sitzt über der Augenmitte zwischen Haaransatz und Augenbraue. Die Stirnbeinhöcker sind gut zu erfühlen.

Punkt 3: in der Augenbrauenmitte.

Punkt 4: zwischen den Augenbrauen (Drittes Auge). Dies ist ein besonderer Punkt, er sollte öfters auch alleine akupressiert oder beklopft werden – er beeinflusst die Zornesfalte positiv und steigert die Blutzirkulation zur Stirn.

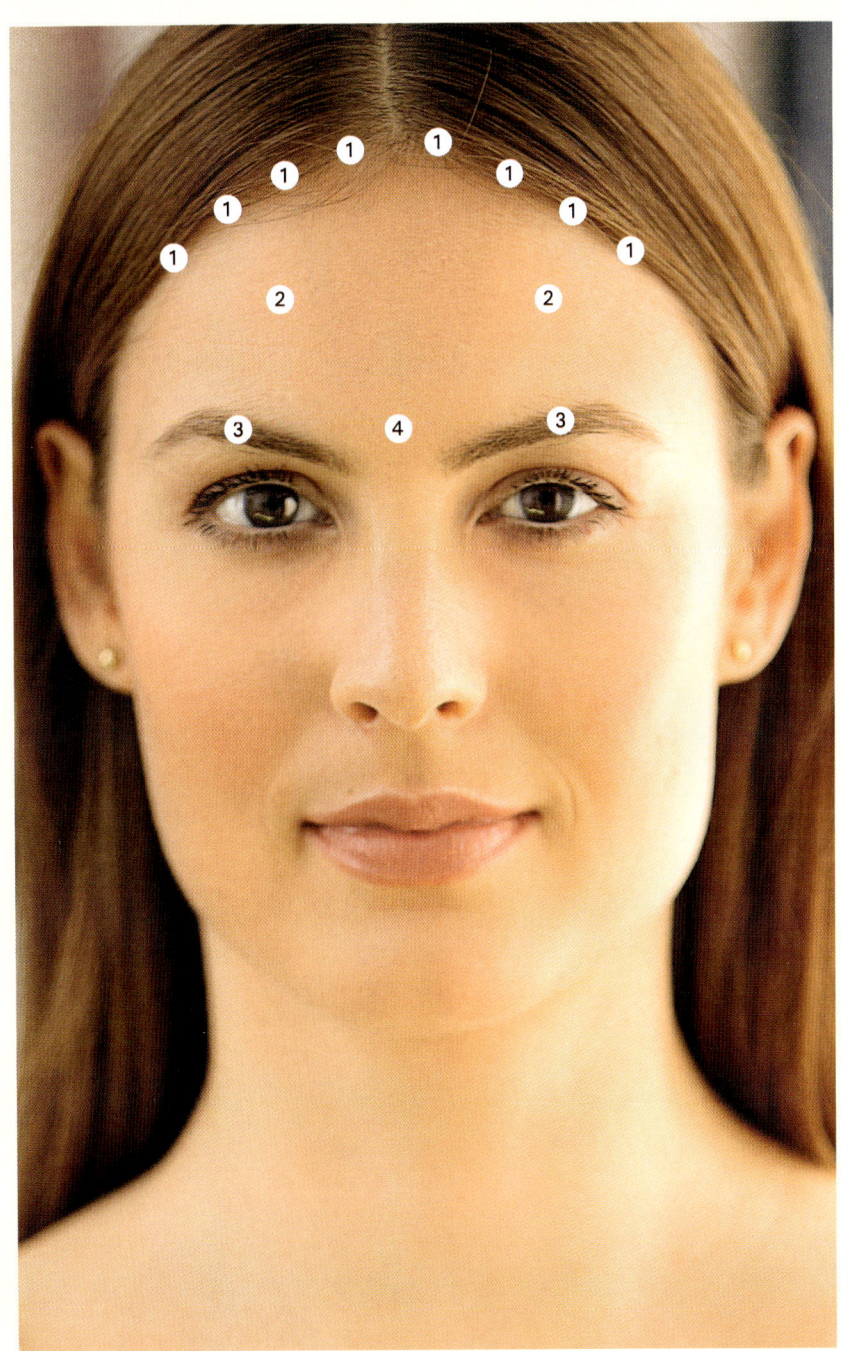

Akupressurpunkte um die Augen

Gegen Krähenfüße, Schwellungen und Tränensäcke; auch bei überanstrengten, müden, schmerzenden Augen, Kopfweh. Im Augenbereich liegen besonders viele Akupressurpunkte. Akupressieren Sie die Punkte 1–6 auf dem Knochenrand der Augenhöhlen. Zum Schluss behandeln Sie die Punkte 7 und 8.

Punkt 1: zwischen Brauenende und äußerem Augenwinkel.

Punkt 2: im Innenwinkel der Augen, am Nasenrücken. Diesen Punkt kann man auch sehr gut beidseitig mit Daumen und Zeigefinger akupressieren.

Punkt 3: auf dem Ansatz der Augenbrauen.

Punkt 4: in der Mitte der Augenbrauen.

Punkt 5: etwas weiter außerhalb als Punkt 4.

Punkt 6: auf dem knöchernen Bogen unterhalb der Brauenmitte.

Punkt 7: Spezialpunkt, er liegt deutlich fühlbar zwischen äußerem Augenwinkel und Ohr in einer kleinen Mulde.

Punkt 8: Energiepunkt und SOS-Punkt bei überanstrengten Augen. Dieser Punkt liegt unter dem inneren Augenbrauenrand, also tiefer als Punkt 3. Legen Sie bei diesem Punkt die Kuppen der Daumen in die Augenhöhlen und drücken Sie nach oben gegen den Knochen. Oft hilft es schon, wenn man diesen Punkt alleine behandelt. Er entspannt den Augenringmuskel, der viel Anspannung verarbeiten muss.

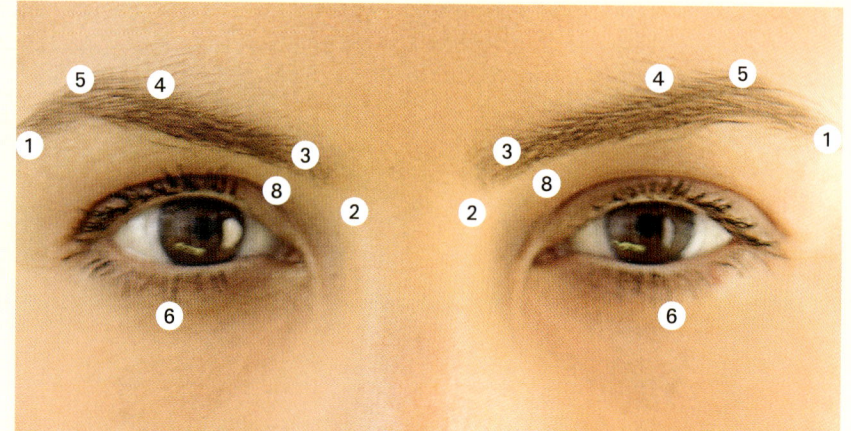

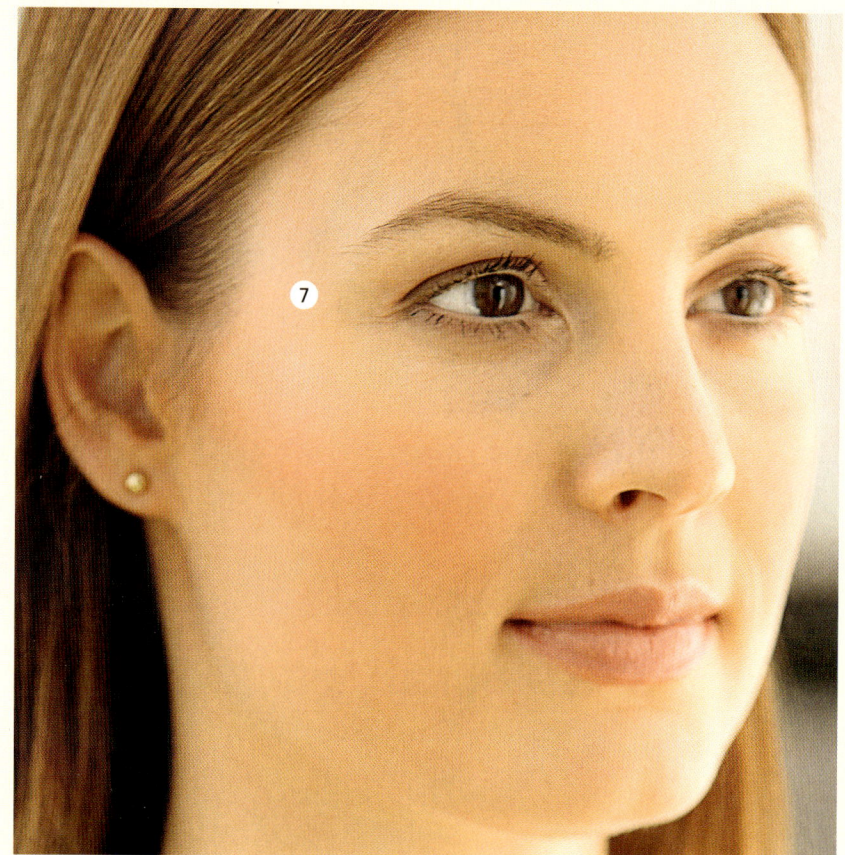

Tipp

Sie können die mittleren 3 Finger auch zusammen auf die Augenbrauen legen und gegen den Knochen drücken. Dasselbe gilt für die Akupressurpunkte an der Haaransatzlinie. Hier können Sie alle Finger, außer den Daumen, auf den oberen Schädelknochen legen und drücken.

Akupressurpunkte um die Lippen

Gegen Oberlippen- und Mundwinkelfältchen; auch bei Erkältungen (Punkt 5) und Zahnschmerzen (Punkt 2). Behandeln Sie zuerst die Punkte in den Nasolabialfalten und oberhalb der Oberlippe.

Punkt 1: direkt neben den Mundwinkeln.

Punkt 2: in der Mitte zwischen Nase und Oberlippe (Oberlippengrübchen).

Punkt 3: genau in der Mitte zwischen Nasenflügel und Oberlippe.

Punkt 4: in der Mitte unter der Unterlippe.

Punkt 5: genau neben den Nasenflügeln.

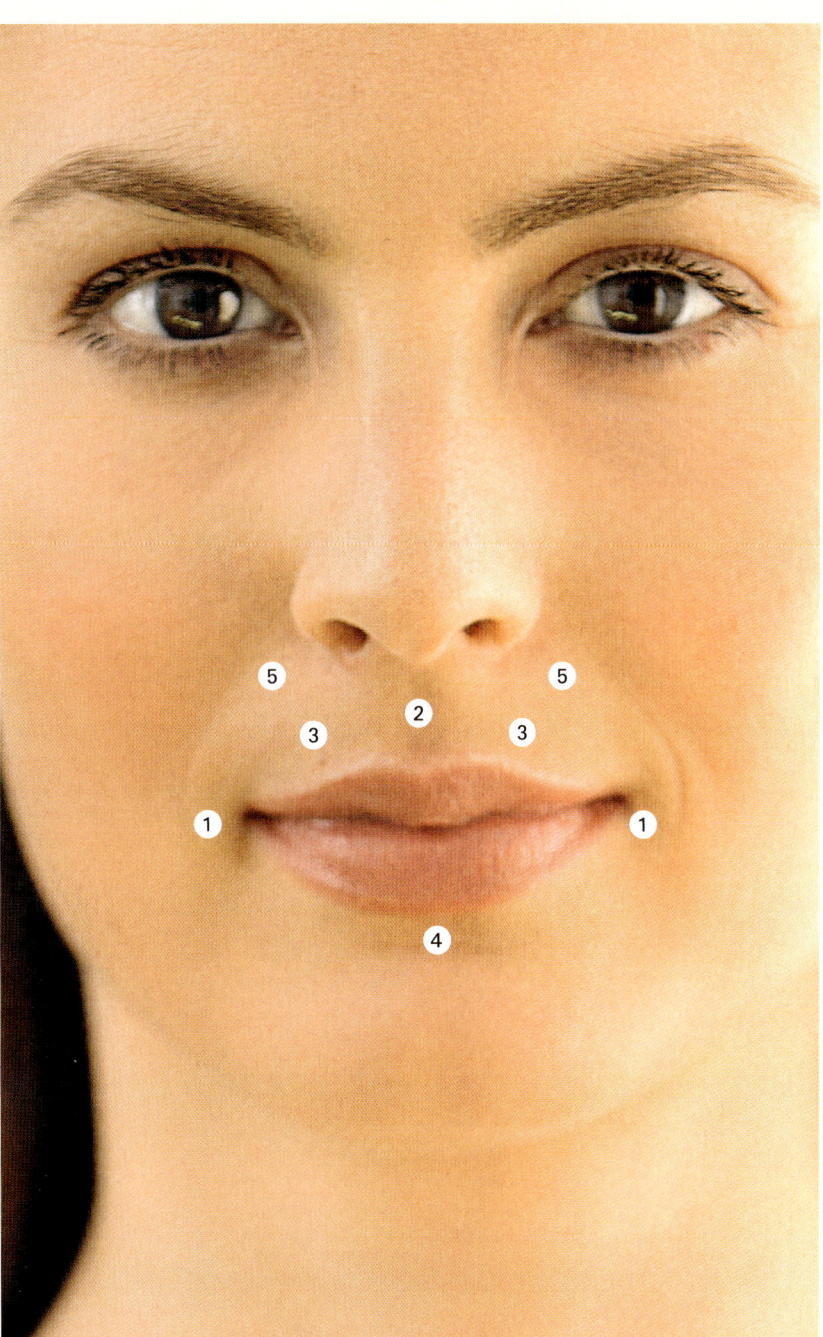

Nähe und Berührung

Besonders die Eigenschaft der Haut, als Sinnesorgan Gefühlserlebnisse vermitteln zu können, gerät in unserer „kopflastigen", verstandesbetonten, leistungsorientierten Gesellschaft in Vergessenheit. Durch unsere Haut, diese hoch empfindsame Hülle, vermögen wir Zärtlichkeiten, Streicheln und menschliche Nähe zu genießen. Zärtliche Berührungen können unseren Körper durchfluten. Umgekehrt sind wir fähig, solche Gefühlserlebnisse zu vermitteln. Was wäre eine Liebesbeziehung ohne Berührungen?

Von Geburt an ist der Hautkontakt ein elementares Bedürfnis des Menschen und aller Lebewesen. Man weiß z. B., dass ein Säugling, der ohne Liebe aufwächst und nie gestreichelt wird, keine lange Lebenserwartung hat. Das Urvertrauen, das in den ersten Jahren der Kindheit entsteht, wird grundlegend dadurch unterstützt, dass das Kind immer wieder gestreichelt und liebkost wird. Wurde dem Baby dieses erste frohe Erlebnis vorenthalten, wird es später große Schwierigkeiten mit Gefühlserlebnissen haben. Psychologen erforschten, dass die Grundlagen für die spätere Liebesfähigkeit bereits im Kindesalter entstehen, und zwar auch durch den Hautkontakt.

Die Haut als Sinnesorgan vermittelt uns aber auch vertiefte Erfahrungen mit der Umwelt, mit Pflanzen, Tieren und Gegenständen, wie z. B. Arbeitsgeräten. Wenn wir unsere Hautempfindsamkeit nicht verkümmern lassen, sondern lebendig und sensibel halten, werden wir viele wunderbare Erfahrungen auskosten können, wie z. B. das Streicheln des Windes über unseren Körper, die samtigen Haare einer Katze, die Stacheln oder Blütenblätter einer Rose, das uns umhüllende Wasser oder die Beschaffenheit der Flöte, auf der wir so gerne spielen.

wichtig

Angenehme Hauterlebnisse lösen Wohlbefinden und Zufriedenheit aus. Sie sind Balsam für unsere Seele und unser inneres Gleichgewicht. Auch unsere Abwehrkräfte werden durch solche Hautsinneserlebnisse gestärkt.

Harmonische Spannung: Eutonie

Es lohnt sich also wirklich, die Haut als empfindsames Sinnesorgan wieder mehr zu beachten. Weil der heutige Mensch damit jedoch besonders viele Schwierigkeiten hat, entwickelte Gerda Alexander in jahrelanger Arbeit mit gesunden, kranken und behinderten Menschen eine neue Therapieform, die das Ziel verfolgt, Körper, Geist und Seele wieder zu einer Einheit zu führen und eine ausgewogene Körperspannung aufzubauen.

Durch Schulung der Selbstwahrnehmung entwickeln die Übenden ein neues Körperbewusstsein für die eigenen Muskeln, Knochen und Organe. Dadurch lassen sich Blockaden und Verspannungen vermeiden, und die Fühlfähigkeit verbessert sich deutlich. 1957 gab Gerda Alexander ihrer Therapieform den Namen Eutonie (eu = harmonisch; tonus = Spannung).

WISSEN

Die Haut sensibilisieren

Mit Sicherheit wird es ein neues wunderbares Erlebnis werden, wenn wir die Haut ganz bewusst wieder als Sinnesorgan zulassen und aktiv sensibilisieren, nämlich durch innere und äußere Pflege sowie durch Bewegung und Konzentrations- oder Tastübungen. Einen unsensiblen, dickfelligen Menschen kann eine liebevolle Berührung „kaltlassen", eine (haut-)sensible Person kann sie als etwas Wertvolles, Wunderbares, Besonderes erleben. Sensibilisieren wir wieder unser wertvolles Sinnesorgan und bewahren wir es davor, durch Alter, Stress und Gewohnheit oder Nichtbeachtung abzustumpfen! Legen wir den Panzer, den wir um uns geschaffen haben, ab und lassen wir zu, dass wir das sanfte Streicheln einer zärtlichen Hand auf unserer Haut empfindsam spüren und genießen. Und geben wir uns auch die Zeit, dieses Gefühlserlebnis nachzuempfinden und die Reaktion der Haut abzuwarten. Sie werden sehen, wie sie sich weicher und geschmeidiger anfühlt.

Die Haut als Ausdrucksorgan

Die Haut – insbesondere die Gesichtshaut – ist ein sichtbares Organ, und als solches kommt ihr eine einmalige Bedeutung zu. Ihr Aussehen wird u. a. von der Durchblutung, Färbung, Spannung und Elastizität bestimmt. Normalerweise ist es einem Menschen nicht gleichgültig, wie die Haut über den darunterliegenden Weichteilen und dem Skelett geformt und beschaffen ist. So verschönt eine ästhetisch wirkende Haut unser Aussehen beträchtlich und hebt das Selbstwertgefühl. Zarte, gesunde Haut wirkt anziehend und erweckt Sympathien sowie den Wunsch nach Nähe und Berührung, während Hautunreinheiten und -ausschläge eher Abstand bewirken.

wichtig

Eine gute, harmonisch wirkende Körpererscheinung hängt stark ab von der Qualität der Haut und des darunterliegenden Fettgewebes.

Das Erscheinungsbild

Eine ansprechende, schöne Oberhaut wird von der Decke, Porendichte und -größe, der Pigmentierung und Reinheit bestimmt. Aber auch die Behaarung und Hautabsonderungen (Talg und Schweiß) beeinflussen das Erscheinungsbild. Beim darunterliegenden Bindegewebe kommt es wesentlich auf die Dicke, den Wassergehalt, den Anteil an elastischen Fasern und eine gute Durchblutung an.

Ebenso ist der Zustand der Gefäße für ein schönes Gesicht und eine ansprechend wirkende Körperhülle besonders ausschlaggebend. Hier kann auf die Bedeutung einer gezielten Gefäßgymnastik – z. B. Stoffwechsel- oder spezielle Gesichtsgymnastik wie auch auf Saunabenützung – hingewiesen werden. Denn Gefäße können erlahmen, altern, träge werden, sie können aber auch „fit" und elastisch gehalten werden, sodass sie sich auch in späteren Jahren noch leicht und schnell weiten und zusammenziehen können. Die Haut neigt dadurch auch weniger zur Faltenbildung.

Worauf es sich lohnt zu achten

Die Hautbeschaffenheit lässt immer Rückschlüsse auf die individuelle Lebensweise zu. Die Haut verrät, ob sich ein Mensch falsch ernährt, zu wenig bewegt, an Schlaf- und Sauerstoffmangel leidet, zu viel raucht oder Alkohol trinkt oder sich zu stark der Sonne aussetzt. Sie zeigt, wie seine Stimmung und Gemütslage ist, weist aber auch auf Reinigungs- und Pflegegewohnheiten und natürlich auf das biologische Alter hin. Jedoch lassen sich an der Haut nicht nur „Sünden", Krankheiten und Missstimmungen erkennen, sondern umgekehrt auch ein harmonischer Seelenzustand, eine ausgewogene, natürliche Lebensweise, die eine feine, reine, vitale, frische und gesunde Haut verleihen.

An der Haut ist abzulesen, ob wir krank oder gekränkt sind, gestresst oder ausgeglichen, aufgeregt oder ruhig. Unter Stress, Anspannung oder Erschöpfung leidet unsere empfindsame Hülle. Die Hautdurchblutung und -atmung verschlechtern sich. Starke psychische Belastung kann der Haut schaden, lässt sie schneller altern und früh tiefe Furchen bilden. Die Haare ergrauen schneller. Natürlich gilt das nicht für kurzzeitige Missstimmungen. Wichtig sind immer wieder Erholungs- und Regenerationsphasen.

wichtig

Lachen, Freude, Fröhlichsein tragen dazu bei, dass wir länger jung bleiben. Glückliche Frauen weisen häufiger eine frische, straffe, gut durchblutete Haut auf. Auch eine gesunde Ernährung und ausreichend Schlaf helfen der Haut.

WISSEN

Der Spiegel der Seele

Die Haut als Ausdrucksorgan vermittelt uns ein aufschlussreiches Spiegelbild der seelischen und körperlichen Verfassung eines Menschen. Von unserem Willen unbeeinflusst, können wir plötzlich vor Scham bis in die Haarwurzeln erröten oder vor Wut und Ärger knallrot anlaufen. Vor Schreck werden wir innerhalb weniger Sekunden aschfahl, blutleer, blass, während Wohlgefühl die Haut rosig aussehen lässt.

Natürlich kann niemand „in eine neue Haut schlüpfen" noch „seine Haut abstreifen". Die genetische Mitgift spielt eine große Rolle bei der Hautbeschaffenheit. So verfügt der eine eher über eine trockene, der andere über eine fettige oder Mischhaut. Andere werden mit der Tendenz zu Hautausschlägen geboren. Doch wir sollten unsere Haut besser kennenlernen, um Ihre Bedürfnisse beachten zu können. Schon bei Kindern ist es ratsam, auf Anzeichen zu achten, die auf eine Anfälligkeit für bestimmte Hautkrankheiten oder -ausschläge hinweisen. Hier kann man schon früh eine eventuelle Ursache dafür erkennen und Abhilfe schaffen bzw. die eigene Lebensweise daraufhin abstimmen.

Die Haut als Schutz- und Abwehrorgan

Die äußere Hornschicht der Haut, die auch als Schutzhülle bezeichnet werden kann, ist durch die Absonderung der Talgdrüsen wasserdicht, in gesundem Zustand für Krankheitserreger undurchlässig, und sie bewahrt die Haut und das Unterhautgewebe vor mechanischen, chemischen und thermischen Schäden. Um ihrer Schutzaufgabe völlig gerecht zu werden, muss die Hornschicht, die aus lamellenartig übereinandergeschichteten Hautschüppchen – den sogenannten Keratinplättchen – besteht, dicht geschlossen und geschmeidig sein. Wenn sie austrocknet, entstehen Risse und Löcher, was sie uns durch Jucken, Spannen oder Schuppen anzeigt. Cremen oder Ölen glättet die ausgeblätterte Hornschicht wieder. Wird die Haut an einer Stelle zerstört, etwa durch einen Riss, eine Wunde oder eine Hautkrankheit, wird sie vorübergehend durchlässig, sodass Krankheitserreger oder Gifte leichter in das Körperinnere gelangen können.

Schutzfunktionen der Haut

Mechanische Einwirkungen, die die Haut aushalten muss, sind Druck, Zug, Stoß, Stich, Reibung, Zerrung oder Schlag. Durch die Elastizität und Festigkeit des Gewebes sowie durch die Fähigkeit, Flüssigkeit und Fett speichern zu können, vermag sie solche Einwirkungen bis zu einem gewissen Grade abzufangen und abzufedern, ohne dass sie selbst oder das Gewebe darunter Schaden nimmt. Auf ständige Beanspruchung (z. B. wiederholte Reibungen) reagiert sie mit einer Verdickung der Hornschicht (Schwielen); das gilt z. B. für die Hornhaut an den Fußsohlen.

Außerdem bietet die Haut bis zu einem gewissen Grad Schutz vor gasförmigen oder gelösten chemischen Substanzen, vor hautschädigenden Säuren und Laugen. Durch ihre ständige Abschuppung und Nachfettung reduziert die Haut mögliche Einwirkungen. Verletzungen, Verbrennungen oder andere Hautschädigungen bilden Eintrittspforten für Schadstoffe, giftige Substanzen und mikrobielle Schädlinge. Wenn man dies weiß, wird einem klar, weshalb man Wunden und geschädigte Haut unbedingt steril abdecken und sachkundig pflegen sollte, denn dadurch können tiefgreifende Folgeschäden vermieden werden.

Zu den thermischen Einflüssen gehören Hitze, Kälte und Strahlen. Gegen die wehrt sich die Haut durch Gefäßerweiterung, Schweißbildung oder

WISSEN

Sonnenlicht: Pro und Kontra

Warme Sonnenstrahlen, in Maßen und mit Vernunft genossen, sind etwas Wohltuendes, beleben uns, wirken antidepressiv, sorgen für das knochenaufbauende Vitamin D und mobilisieren die Durchblutung, die Abwehrtätigkeit und den Stoffwechsel der Haut. Diese Strahlen bedeuten für uns ein kostbares Gut – bis zu einem gewissen Maß. Setzen wir uns ihnen leichtsinnig und zu lange aus, wird die strahlenaufnehmende Hornschicht überbeansprucht. Wir verhalten uns unserer Haut gegenüber unvernünftig und frevelhaft, wenn wir stundenlang in der Sonne schmoren, um rundherum „schön" braun zu werden.

Gefäßverengung. Kommt sie mit heißen Gegenständen, Flüssigkeiten, Gasen, Dämpfen oder Wärmestrahlung in Berührung, wodurch Verbrennungen oder Verbrühungen entstehen können, reagiert sie mit Erweiterung der Blutgefäße, um die Hitze nach außen abzuleiten. Reicht diese Abwehrmaßnahme nicht aus, werden die tieferen Hautschichten geschädigt.

In vorderster Linie

Der Wert der Haut als Abwehrorgan ist viel zu wenig bekannt. Aber mit ihrem Säureschutzmantel stellt sie die vorderste Front unseres körpereigenen Abwehrsystems dar. Wir können uns nicht vorstellen, wie viel ungefährliche und krankmachende Bakterien und Viren zu jeder Zeit um uns herumschwirren. Es wimmelt nur so von ihnen. Wir atmen sie ein, wir nehmen sie mit der Nahrung auf. Sie vermehren sich rasant. In einer Stunde können aus einer einzigen Bakterie über 100 000 neue entstehen. Unser Organismus muss also rund um die Uhr dafür sorgen, dass jeder Angriff durch die eigenen Abwehr- und Selbstheilungskräfte abgeblockt wird. Je besser das Immunsystem funktioniert, umso leichter fällt es dem Körper, aus eigener Kraft über die Feinde und Zerstörer Herr zu werden.

wichtig

Das erste Bollwerk gegen Eindringlinge, Krankheitserreger und chemische Stoffe ist eine intakte Hautoberfläche.

Sie ist ein äußerer Verteidigungsring und ein perfekter Schutzschild mit ihrem Fett-Säure-Mantel. Durch sein leicht saures-salziges Milieu hemmt dieser ölige Film das Wachstum der Krankheitserreger, zersetzt und zerstört sie. Jene feindlichen Keime und Bakterien gedeihen nämlich am besten in einem alkalischen, also säurefreien Milieu. Ein saures Milieu entsteht durch die Verdunstung des sauren Schweißes und des Talges (er enthält Fettsäuren) der Haut, wodurch die Hautschüppchen angefeuchtet werden. Krankheitserreger macht der Schutzmantel einfach unschädlich. Der Säureschutzmantel liegt mit einem pH-Wert von ungefähr 4,8 6,0 im schwach sauren Bereich.

Die Eiweißkörper der Hornschicht lösen sich unter Einwirkung von Laugen auf. Wenn wir unsere Haut mit alkalischen Seifenlösungen, aber auch mit zu heißem Wasser, Rasierwasser, alkoholhaltigem Gesichtswasser oder Deodorant traktieren, stören wir oft für Stunden den Säureschutzmantel, und er muss erst wieder von der Haut aufgebaut werden. Derweil haben es Bakterien und Viren leichter, sich auf der Körperoberfläche anzusiedeln. Je nach Hauttyp erneuert sich der Schutzfilm schneller oder langsamer. Durch den Kontakt mit alkalischen Seifen können Hautreizungen auftreten. Deshalb sollte die Haut schonend und nicht übertrieben gereinigt werden. Der Schutzmantel sollte unter allen Umständen erhalten bleiben und nicht durch falsch verstandene Hygienemaßnahmen gefährdet werden.

wichtig

Die Oberfläche der Haut ist mit einer nützlichen (physiologischen) Bakterienflora ausgestattet, die ebenfalls das Eindringen von Krankheitserregern in das Körperinnere verhindert.

Wir können uns nicht vorstellen, wie viele nützliche Bakterien auf unserer Haut leben. Der Mensch lebt mit vielen tausend Arten dieser winzigen Untermieter in friedlicher und abhängiger Gemeinschaft. Diese Bakterien ernähren sich von uns und helfen uns ihrerseits, gesund und abwehrstark zu bleiben. Beim gesunden Menschen werden die haut- und körperfreundlichen Bakterien auf 14–20 Billionen geschätzt. Allein im Mund- und Rachenraum sind 50 Milliarden Bakterien für die Abwehr von Infekten, Allergenen, Staubteilchen und verschiedenen anderen Fremdpartikeln tätig. Manche liefern uns Vitamine, andere schließen Nahrungsteilchen auf (Verdauung), die der Körper ansonsten nicht verarbeiten könnte. Diese lebenswichtigen Mikroorganismen agieren als erste Späher, Beobachter und körpereigener Schutztrupp. Sie gedeihen in einem feuchten, mineralstoffreichen Milieu. Verschiebt sich das biologische Gleichgewicht der Haut in den alkalischen Bereich, kann sie keinen ausreichenden Schutz mehr gegen schädliche Bakterien, Pilze, Viren und Allergene gewährleisten.

wichtig

Der Schutzfilm der Haut und Schleimhäute muss unbedingt erhalten bleiben, um als vorderste

Verteidigungslinie fungieren zu können. Unsere Körperhülle stellt das größte, aber auch das am meisten strapazierte Organ des Immunsystems dar.

Durch Antibiotika und andere Medikamente, Desinfektionsmittel, Chemikalien und Strahlen wird die abwehrtüchtige Bakterienflora bedroht oder sogar zerstört. Giftige Dämpfe, z. B. von Putzmitteln, Lacken oder Baustoffen, Konservierungsmittel, verarbeitete Lebensmittel und Lebensmittelzusätze sowie Nikotin belasten allgemein die Haut und Schleimhaut, aber vor allen Dingen die Bronchialschleimhaut. Um das Ökosystem der Haut und der Schleimhäute nicht zu gefährden, dürfen wir diese zweite Abwehrlinie nicht vernachlässigen. Wo sie zerstört wird oder wo außer den schädlichen auch die erwünschten Bakterien bekämpft und vernichtet werden (z. B. durch Antibiotika), können sich Viren und Pilze – die natürlichen Gegenspieler und Feinde der Bakterienflora – viel leichter ansiedeln oder in den Körper eindringen. Und es kommt nicht von ungefähr, dass in den letzten Jahren Haut- und Pilzerkrankungen rapide zugenommen haben. Durch Antibiotika werden z. B. nicht nur die Angreifer-Bakterien vernichtet, sondern auch die körperfreundlichen. Außerdem führt die zu schnelle Anwendung von Antibiotika zur Hemmung der Abwehrzellen.

Die Regulation der Körpertemperatur

Die Haut gilt als wichtiges Organ der Wärmeregulation. Der menschliche Organismus erzeugt ständig Wärme durch seine Stoffwechselvorgänge, z. B. wenn die Muskeln arbeiten oder Verdauungsvorgänge ablaufen. Um die Körpertemperatur – auch bei hohen Außentemperaturen und vermehrter körperlicher Arbeit – auf einem verträglichen Niveau zu halten, muss Wärme abgegeben werden. Die Haut reagiert mit rascher Durchblutungsänderung und einer nervös genau steuerbaren Menge an freigesetzter Verdunstungswärme. So nimmt sie die Aufgabe eines genau funktionierenden Thermostats (Wärmereglers) wahr.

Temperaturausgleich ist wichtig

Besondere Thermorezeptoren in der Haut sorgen für den Temperaturausgleich unseres Körpers. Die gleich bleibende Körperkerntemperatur ist deshalb so außerordentlich wichtig, weil die Körperzellen und deren Enzyme nur innerhalb eines bestimmten Temperaturbereichs ihre Arbeit gut und richtig verrichten können. Daher verfügen wir über eine natürliche, körpereigene Klimaanlage. Diese ist lebenswichtig, denn nur bei ca. 37 °C arbeiten die Organe des Körpers richtig und optimal. Schon geringfügige Abweichungen stören die Leistungsfähigkeit, und die Lebensvorgänge verschlechtern sich zusehends. Unser Lebensspielraum ist somit ziemlich klein, und es ist ein Wunder, dass unser Körper alle Temperaturschwankungen ausgleicht. Bereits bei 38 °C fühlen wir uns schlapp und müde. Bei 39 °C oder 40 °C Körpertemperatur wird die Situation für uns bedrohlich,

---

WISSEN

Hautdurchblutung

Neben der intakten Oberfläche und einer gesunden Hautflora besteht die dritte Abwehrfront der Haut in der Durchblutung. Unsere Körperhülle ist von einem dichten Netz feinster Blut- und Lymphgefäße durchzogen. Diese garantieren eine funktionierende Ver- und Entsorgung und können außerdem bei Bedarf (z. B. bei einer Infektion) schnell Abwehrzellen heranschaffen. Im Unterhautzellgewebe sind Zellen der Immunabwehr angesiedelt: Fresszellen, T-Lymphozyten, Leukozyten und Gewebemastzellen. Auch die Schleimhäute, z. B. im Magen- oder Darmbereich, sind mit eigenen Makrophagen (Fresszellen) ausgerüstet. Alle unsere Körperöffnungen sind mit Schleimhäuten ausgekleidet, die möglichen Eindringlingen Paroli bieten.

und bei 42 °C werden die Körperzellen zerstört. Weniger als 35 °C können sie ebenfalls nicht lange aushalten.

Während die Lebensvorgänge in den Körperzellen sich bei erhöhter Temperatur allgemein verschlechtern, vermögen einige Zellen dann ihren Abwehrkampf gegen Krankheitserreger erfolgreicher durchzuführen. Deshalb kann ab und zu ein Fieber unseren Körper reinigen und alles, was sich an Schlacken angesammelt hat, wegräumen. Aber im Normalfall wird die Körpertemperatur bei 37 °C konstant gehalten. Die Haut übernimmt dabei die Funktion eines einmaligen Kühl- und Heizsystems.

Die Steuerung der Körperkerntemperatur wird von einem Thermoregulationszentrum im Zwischenhirn überwacht. Die Informationen werden ihm teils von den Thermorezeptoren der Haut übermittelt, teils erfasst es selbst Änderungen der Bluttemperatur (z.B. bei Fieber). Die Thermorezeptoren melden jede Änderung der Außentemperatur, sodass sofort Maßnahmen eingeleitet werden können, um die Körpertemperatur konstant zu halten. Je nachdem, ob sie Kälte oder Wärme registrieren, verengen oder erweitern sich die Blutgefäße.

wichtig

Bei Kälte wird durch die Verengung der Blutgefäße Wärme zurückgehalten, bei Hitze weiten sich die Gefäße, die Haut wird stärker durchblutet und dadurch Wärme abgegeben.

Dreiviertel der Wärmeabgabe erfolgen als Wärmestrahlung und Wärmeleitung. Weitere 20 % werden durch Wasserverdunstung abgegeben, teils unmerklich durch die Haut und die Lungen (etwa 1 Liter Wasser gelangt täglich als Wasserdampf an die Haut- und Schleimhautoberflächen), teils durch Schwitzen (aktiver Sekretionsvorgang). Der Schweiß, der auf der Hautoberfläche verdunstet, entzieht dem Körper überflüssige Wärme, die als Verdunstungswärme bezeichnet wird. Die Hautgefäße und das Blut werden dadurch abgekühlt. Diese Art der Wasserverdunstung nennt man auch Hautatmung. Bei heißer und feuchter Außentemperatur kann der Schweiß schlecht verdunsten, weil das Feuchtigkeitsgefälle zwischen Hautoberfläche und Umgebung zu gering ist. Es kann dadurch zu einer Wärmestauung kommen (Hitzschlag).

Die Schweißabsonderung ist also lebenswichtig, sie reguliert die Temperatur und wirkt auch reinigend, weil Stoffwechselschlacken mit ausgeschieden werden. Schweiß besteht zu 98–99 % aus Wasser, der Rest sind feste Bestandteile. Der hauptsächliche anorganische Bestandteil, der beim Schwitzen ausgeschieden wird, ist Kochsalz ($NaCl$), der Anteil an Kalium-, Kalzium- und Magnesiumsalzen ist geringer. Auch Harnstoff und Harnsäure, außerdem Ammoniak (alles organische, stickstoffhaltige Verbindungen) können im Schweiß nachgewiesen werden. Selbst Medikamente, besonders Salizylsäure, Jod und Arsen, werden mit ausgeschieden.

Die Atemfunktion der Haut

Sauerstoff, den wir mit der Atemluft aufnehmen, ist das Lebenselixier für den gesamten Körper und sichtbar auch für die Haut. Sauerstoff ist nötig, um die zugeführten Nährstoffe in Energie umsetzen zu können (Stoffwechsel). Eine schöne, gesunde Haut ist besonders auf eine hochwertige Ernährung und auf eine ausreichende Sauerstoffzufuhr mit dem Blut angewiesen. Damit Nährstoffe und Sauerstoff dorthin gelangen, wo sie gebraucht werden, ist eine gute Durchblutung erforderlich. Sie sorgt auch dafür, dass Stoffwechselendprodukte aus dem Gewebe abtransportiert werden.

Haut und Atmung

Endprodukt des Energiestoffwechsels der Zellen ist das Kohlendioxid. Wie der Sauerstoff zu den Zellen hin-, so wird Kohlendioxid von den Zellen wegtransportiert und schließlich ausgeatmet. Dies erfordert eine tiefe Ausatmung, die aber viele Erwachsene vernachlässigen. Die meisten Menschen atmen oberflächlich und unzulänglich. Infolgedessen verkümmert das Lungengewebe mehr und mehr, der Gasaustausch nimmt ab, es gelangt zu wenig Sauerstoff ins Blut, und zu wenig Abfallstoffe werden ausgeschieden. Die Zellen ersticken letzten Endes in ihrem eigenen Müll.

Auch die geringe Atemfunktion der Haut ist lebenswichtig. Denn wenn die Schweißabsonderung nur ein paar Stunden blockiert ist, z. B. wegen einer luftundurchlässigen Umhüllung oder Abdeckung des Körpers, und dadurch die Wärmeregulation über die Haut nicht mehr gewährleistet ist, endet das tödlich. Sogar eine hohe Luftfeuchtigkeit empfindet der Mensch als unangenehm, weil dann weniger Feuchtigkeit vom Körper in die Luft übertreten kann und der kühlende Effekt des Schwitzens entfällt. Trockene und warme Luft dagegen verhilft zum Schwitzen, es wird Wärme abgegeben, und der Körper kühlt sich ab.

stereotype Bewegungen des Gesichts Mimikfalten. Aber warum werden die Hautschichten dünner? Welche Veränderungen finden in den Zellen und ihrer Umgebung statt?

Das Altern der Haut

Unsere Haut ist uns angeboren; ihre Farbe und Struktur, ihr Fettgehalt und andere Merkmale sind genetisch festgelegt. Seinen Hauttyp kann man nicht einfach ablegen oder verändern. Allerdings liegt es in unserer Hand, die Haut individuell richtig zu pflegen und positiv zu beeinflussen.

Der Hauttyp wird von der Anzahl und Aktivität der Talgdrüsen bestimmt. Die Talgproduktion kann erhöht oder erniedrigt sein. Im Idealfall wird gerade genügend Fett abgesondert, sodass die Haut zart und feucht bleibt, ohne große Unreinheiten aufzuweisen oder abzuschuppen. Im Laufe der Jahre wirken sich immer mehr Faktoren nachteilig auf die Haut aus: Umweltverschmutzung, Stress, Ärger, Kummer, Ernährungsfehler usw.

Die Haut der Frau ist von Natur aus dünner und empfindlicher als die des Mannes und daher auch anfälliger für frühzeitige Austrocknung und Faltenbildung. Etwa im vierten Lebensjahr-

zehnt machen sich der Feuchtigkeitsverlust der Haut und ihre verminderte Fähigkeit, Wasser zu speichern, bemerkbar. Die Schichten der Oberhaut nehmen ab, sie werden ungleichmäßig und verhornen unregelmäßig; außerdem kann eine fleckenförmige Pigmentierung auftreten. Gleichzeitig entstehen durch wiederholte

Abbau- und Umbauprozesse der Haut

Mit zunehmendem Alter schrumpfen unsere Hautbausteine, da ihr Wasserbindungsvermögen allmählich abnimmt. Erinnern wir uns: Das Grundplasma der Zelle besteht zu 75–95 % aus Wasser, der menschliche Körper insgesamt zu etwa 60 %. Ein Viertel des Wassers verteilt sich normalerweise auf das Hautorgan. Im Grundplasma der Zelle sind wichtige Substanzen wie Proteine, Lipide und andere organische Bausteine sowie Mineralien und Spurenelemente gespeichert. Ein hoher Wassergehalt der

> ## WISSEN
> ### Was geschieht, wenn die Haut altert?
> - Stoffwechsel der Haut und Zellteilung werden langsamer.
> - Die Blutgefäße werden hart und fest, folglich verschlechtern sich die Versorgung der Zellen mit Sauerstoff und Nährstoffen und der Abtransport von Stoffwechselprodukten.
> - Kollagene und elastische Fasern verhärten, werden dichter vernetzt.
> - Wasserbindungsvermögen des Gewebes nimmt ab.
> - Subkutane Fettpolster werden teilweise abgebaut.
> - Sekretion der Talgdrüsen wird unzureichend.
> - Zunehmender Mangel an Feuchtigkeit und Fett führt zu verstärkter Faltenbildung und trockener Haut.
> - Bakterien, Viren, Allergene und andere Fremdstoffe dringen leichter in die trockene, spröde, dünn gewordene Haut ein.

WISSEN

Das üble Treiben der freien Radikale

„Freie Radikale" sind hoch reaktionsfähige Zwischenprodukte (Moleküle oder Bruchstücke von Molekülen) chemischer Umsetzungen. Sie können auch im Körper selbst entstehen. Auslösend wirken u. a. Umweltgifte, Fehlernährung, ungesunder Stress, Erschöpfungszustände und Krankheiten. Ein wichtiges freies Radikal ist das Sauerstoffradikal; aber es gibt noch zahlreiche weitere freie Radikale, die zum Teil als normales Nebenprodukt in kleinen Mengen bei der Zellatmung entstehen.

Die Zellen stellen Enzyme bereit, die sie vor Oxidation durch diese freien Radikale schützen. Derartige Enzyme haben so klangvolle Namen wie z. B. Superoxiddismutase, Katalase, Glutathionperoxidase. Diese antioxidativen Enzyme neutralisieren freie Radikale oder inaktivieren sie mehr oder weniger. Daneben verfügen die Zellen über Reparatursysteme, die geschädigte Moleküle reparieren, ersetzen oder abbauen. Es gibt spezifische Enzyme für die Reparatur von Proteinen, Lipiden und DNS. Außerdem nutzt die Zelle „Radikalenfänger" oder Antioxidanzien, die die freien Radikale einfangen und unschädlich machen. Als Radikalenfänger gelten z. B. Vitamin C, Vitamin E und Selen.

Zellen erhält die Haut jung und frisch und ist deshalb so wichtig, weil sämtliche Stoffwechselprozesse, die der Ver- und Entsorgung der Zelle dienen, in wässriger Lösung stattfinden. Ein extrem hoher oder niedriger Wassergehalt schadet der Zelle und kann zu ihrem Tod führen (im einen Fall „ertrinkt", im anderen „erstickt" sie).

Normalerweise enthält die Hornschicht zwischen 10 und 30 % Wasser. Vom Zustand des Fettmantels hängt es weitgehend ab, ob der optimale Wassergehalt aufrechterhalten werden kann. Alternde Zellen können weniger Nährstoffe aufnehmen als junge Zellen, wodurch die Zellteilung verlangsamt ist. Es treten nicht mehr alle 28–30 Tage neue Zellen an die Hautoberfläche, sondern nur alle

40–60 Tage. Da mehr abgestorbene Hautschüppchen auf der Oberfläche liegen, die das Licht schlecht reflektieren, erscheint die Haut leblos.

Die verminderte Durchblutung in der Peripherie führt zum allmählichen Abbau der subkutanen Fettpolster. Die Haut verliert mehr Feuchtigkeit und Fett, als sie nachproduzieren kann. Die nachlassende Funktion der Sexualdrüsen wirkt sich nachteilig auf die Talgdrüsensekretion aus. Da weniger Talg abgesondert wird, verdunstet die Hautfeuchtigkeit schneller. Auch die Schweißdrüsen arbeiten träger. Umweltbelastungen Nikotin, Alkohol, Schlafmangel, überheizte Räume, extreme Temperaturen, Wind, Sonnenlicht usw. tun ein Übriges, die Haut zu belasten und zu schädigen. Sie wird

trockener, krankheitsanfälliger, verliert einen Teil ihres Schutzmechanismus und bildet Falten aus. Auch die elastischen Fasern nehmen ab, und das kollagene Bindegewebe verhärtet sich; dadurch passt die Haut sich weniger gut an die Gesichtsform an. Wie nach einer extremen Abmagerungskur hängt schließlich die überschüssige Haut schlaff nach unten.

Die Veränderungen des Kollagens

Die Abbau- und Umbauprozesse der Haut gehen vor allem von der mit Blut- und Lymphgefäßen ausgestatteten Lederhaut aus. Dieser bindegewebige Anteil der Haut enthält bekanntlich die kollagenen, retikulären und elastischen Fasern, die der Haut Festigkeit und Spannkraft geben und ihre leichte Verschiebbarkeit ermöglichen.

Jede Zelle unseres Körpers liegt in einem schützenden Bett aus Interzellular- oder Grundsubstanz. Diese verhärtet mit zunehmendem Alter durch fortschreitende Vernetzungsvorgänge auch zwischen den einzelnen Kollagenfasern (Quervernetzungen) immer mehr. Das schützende Polster um die Zelle, das Flüssigkeit, Zucker, Eiweißkörper und Mineralstoffe enthält, wird brüchig und vermag im Gegensatz zu früher nicht mehr genügend Wasser zu binden sowie für einen reibungslosen Stoffaustausch zu sorgen. Denn auch die feinen Kapillargefäße der Haut werden enger und verlieren ihre Elastizität. Dadurch erfolgen die Versorgung der Haut mit Sauerstoff, Nährstoffen und Flüssigkeit sowie der Abtransport von Stoffwechselschlacken stockender und schwächer. Wie altes gegerbtes Leder wird die Haut hart, rau und porös, sodass Schadstoffe und Krankheitserreger aus der Umgebung leichter in sie eindringen können.

Die in jungen Jahren zweckmäßige Vernetzung des Bindegewebes scheint sich mit zunehmendem Alter sinnlos fortzusetzen. Die Fasern bilden ein immer festeres Netz und werden dadurch starrer, zäher, unelastischer und lassen sich weniger gegeneinander verschieben. Die kollagenen Fasern ballen sich zu unregelmäßigen, leicht brechenden Bündeln zusammen, was durch UV-Strahlen beschleunigt wird, während die elastischen Fasern kollabieren. Wir nehmen diese Entwicklung in einer zunehmend weniger elastischen Haut wahr.

Das härter werdende Gewebe schnürt die winzigen Kapillargefäße ab, und da die großen Blutgefäße allmählich starrer werden, verschlechtert sich der Versorgungszustand der Zellen laufend. Für manche bedeutet dies den Tod. Die freien Radikale (siehe Infobox S. 33) beschleunigen diesen Prozess.

Wirksame Gegenmaßnahmen

Wie lässt sich der beschleunigten Kreuzvernetzung der kollagenen Bindegewebsfasern und den freien Radikalen Einhalt gebieten?

- Lassen Sie sich nicht gedankenlos lange in der Sonne „braten". Licht und Sonne tragen erheblich zur Vernetzung des Bindegewebes und daher zur Alterung der Haut bei.
- Bewegen Sie sich viel an der frischen Luft; machen Sie regelmäßig Atemübungen am offenen Fenster, damit die Zellen der Haut und des Bindegewebes großzügig mit Sauerstoff versorgt werden. Und üben Sie konsequent die im zweiten Teil beschriebene Gesichtsgymnastik.
- Achten Sie auf eine gesunde vitaminreiche, ausgewogene, fettarme Ernährung.
- Sorgen Sie für eine ausreichende Zufuhr der Vitamine C und E und des Spurenelements Selen, am besten mit der Nahrung. Viele moderne Wissenschaftler halten die genannten Substanzen für höchst wirksame Gegenspieler freier Radikale.
- Trinken Sie mindestens 2 Liter Flüssigkeit täglich, am besten Mineralwasser, Kräutertee, verdünnte Obst- und Gemüsesäfte, damit Ihr Wasserhaushalt tadellos funktioniert und Stoffwechselprodukte kontinuierlich ausgeschwemmt werden.

Gesichtsgymnastik statt Botox

Botox ist ein Megatrend, eine moderne Schönheitsdroge mit Suchtfaktor. Allein in Deutschland gab es 2009 etwa 130 000 Botox-Behandlungen, Tendenz steigend. Manche Stars sind nach wiederholten Botox-Behandlungen schon berühmt für ihre wie eingefrorenen Gesichtszüge. Sie verzichten lieber auf eine aussagekräftige Mimik zugunsten eines faltenlosen Gesichts.

Menschen, die sich an ihr faltenloses Botox-Gesicht gewöhnt haben, können meistens nicht mehr darauf verzichten. Sie müssen diese „Giftbehandlung" dauernd wiederholen, denn die Wirkung von Botox hält nur ein halbes bis dreiviertel Jahr. Botulinumtoxin ist ein Nervengift, das von dem Bakterium Clostridium botulinum produziert wird. Früher war das Bakterium als Verursacher schwerer Lebensmittelvergiftungen, besonders durch vergammelte Fleisch- und Wurstwaren, bekannt. Übelkeit und Erbrechen, in ausgeprägten Fällen Augenflimmern, Doppeltsehen und Lähmungserscheinungen von den Augenlidern bis hin zur Atemlähmung waren die Folgen. Seit den 1980er-Jahren wird das Botulinumtoxin bei manchen Erkrankungen eingesetzt (z. B. Schiefhals, Lidzucken). Dass durch die Lähmung von Gesichtsmuskeln auch Falten geglättet werden, ist ein zufällig entdeckter Nebeneffekt, der jedoch in den letzten Jahren zu einem gefährlichen Trend in Richtung ästhetischen Konsums geführt hat.

Das Botulinumtoxin verhindert, dass der Botenstoff Acetylcholin, der die Reizübertragung vom Nerv zum Muskel überträgt, freigesetzt wird. Dadurch wird die Information „Zieh dich zusammen" vom Gehirn zum Muskel gehemmt. Wird Botox direkt in den Muskel gespritzt, erschlafft er und ist eine Weile gelähmt. Die darüberliegende Haut wirkt dadurch glatt.

Verschiedene Forscherkreise haben in der Zwischenzeit untersucht, wie ein gelähmter Gesichtsmuskel auf das Gehirn und das Gefühlsleben wirkt. Sie fanden heraus, dass die Hirnaktivität in dem Areal des Gehirns, das für die Emotionen zuständig ist, verringert ist. Andere wissenschaftliche Untersuchungen besagen, dass unsere emotionale Mimik ein Verstärker für unsere Gefühle ist. Ob wir freudig oder zornig sind, wir benötigen unsere Gesichtsmuskeln. Und diese Gesichtsmuskeln wiederum wirken als Verstärker für das Gefühl. Daher fühlen wir uns meist gleich ein bisschen besser, wenn wir in einer schwierigen Situation versuchen zu lächeln.

Ist ein Gesichtsmuskel gelähmt, sendet das Gehirn Befehle aus, aber keiner kommt an. In einer Münchner Untersuchung kam man zu dem Schluss, dass Botox-Spritzen daher nicht nur die Haut, sondern auch das Gefühlsleben glatt bügeln.

Natürlich kann es nach Botox-Spritzen auch zu körperlichen Nebenwirkungen kommen, die allerdings noch nicht abschließend erforscht sind. So können benachbarte Muskeln „aus Versehen" mit gelähmt werden. Wird Botulinumtoxin versehentlich nicht in den Muskel, sondern in eine Vene oder Arterie injiziert, verteilt es sich im ganzen Körper. Bei einer Überdosierung kann es zu einem hängenden Augenlid, verschwommenem Sehen oder in der Halsregion zu Schluckbeschwerden und Heiserkeit, in seltenen Fällen sogar zu Atembeschwerden kommen. Im gelähmten Muskelbereich kommt der Lymphstrom manchmal stark zum Erliegen. Nicht selten wirkt sich das auch auf die Umgebung aus, sodass z. B. die Augen geschwollen sind. Denn der Lymphstrom lebt von der Bewegung; auch die Durchblutung wird durch Muskelbewegung aktiviert. Bekannt ist außerdem, dass sich die Muskelmasse bei einem immer wieder gelähmten Muskel zurückbildet und durch Fett und Bindegewebe ersetzt wird. Außerdem bildet der Körper nach jeder Behandlung Antikörper, sodass mit jedes Mal mehr Botox gespritzt werden muss.

Und seien Sie gewiss: Ein Gesicht mit individueller Mimik, das Lebenserfahrung und Vitalität ausstrahlt, ist attraktiver – mit oder ohne Falten.

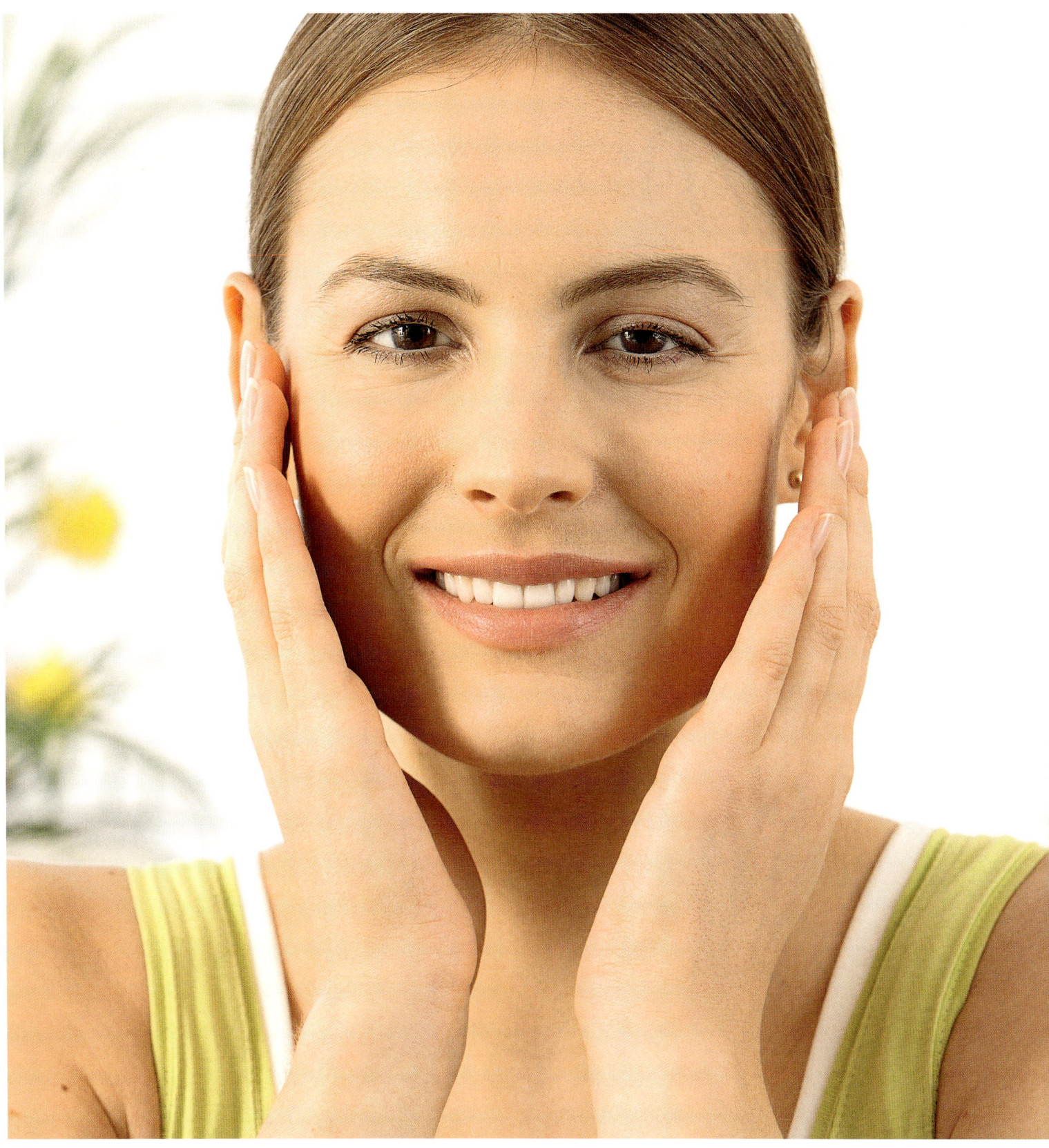

Ihr Fitness-Training
fürs Gesicht

So wie unser Körper von regelmäßiger Bewegung
profitiert, so gewinnt auch die Haut durch tägliches
Training an Elastizität, Vitalität und Ausstrahlung. Ob
Hals und Kinn, Mund und Wangen oder die Augenpartie – für jede Region gibt es gezielte Übungen.
Das Gute daran: Das Training ist nicht nur effektiv,
sondern zusammen mit den Entspannungsübungen
auch ungemein wohltuend.

Für ein frisches, jugendliches Aussehen

Die Haut ist eine lebendige, vitale, äußerst dynamische Hülle. Wir erhalten sie glatt, weich, elastisch und funktionstüchtig, indem wir sie angemessen pflegen, uns ausgewogen ernähren und uns viel an der frischen Luft bewegen. Wenn Sie nun noch regelmäßig ein paar Übungen zur Gesichtsgymnastik in Ihren Alltag einflechten, steht einem frischen, gesunden Aussehen nichts mehr im Wege.

Vorbereitung auf die Gesichtsgymnastik

Durch eine gezielte, tägliche Gesichtsgymnastik erreichen wir eine optimale Durchblutung des kollagenen Bindegewebes, die Hautzellen erhalten genügend Sauerstoff und Nährstoffe, die Drüsentätigkeit und Zellerneuerung werden angeregt, die Muskel- und Bindegewebsfasern bleiben länger fit. Die Haut bleibt rosig, straff und fest. Auch die Lymphzirkulation wird durch Gesichtsgymnastik positiv beeinflusst. Allein bei der mimischen Muskulatur unterscheidet man 20 Muskeln. Insgesamt verfügen unser Gesicht und Nacken über 50 Muskeln. Durch ein bewusstes An- und Entspannen dieser Muskeln lernen wir, unsere Mimik besser zu kontrollieren und dadurch manche Mimikfalte zu vermeiden.

Da wir viele dieser kleinen Muskeln im täglichen Leben kaum benutzen, verkümmern sie und die Haut darüber erschlafft. Durch Kontraktionsübungen

▶ Machen Sie die Übungen anfangs am besten vor einem Spiegel.

werden sie gestärkt und bleiben elastisch. Andererseits entstehen häufig Falten durch einen gewohnheitsmäßigen, unkontrollierten Gesichtsausdruck, den wir z. B. beim Essen, Sprechen, Schlafen etc. einnehmen. Durch dauerndes Blinzeln in der Sonne werden bestimmte Gesichtsmuskeln bald verspannt. Da das kollagene Bindegewebe mit den Jahren seine Elastizität

verliert, gleitet die Haut nach Druck, Verschiebung oder Zerrung nur langsam in die ursprüngliche Lage zurück. Durch eine ausgewogene Gesichtsgymnastik werden Haut und Unterhautgewebe besser durchblutet, die Regenerationsfähigkeit der Hautzellen wird erhöht, es werden vermehrt Kollagen und Elastin gebildet, die der Haut Spannkraft verleihen, und die Gesichtsmuskeln bleiben beweglicher. Indem wir die Gesichtsmuskeln und das Bindegewebe geschmeidig halten,

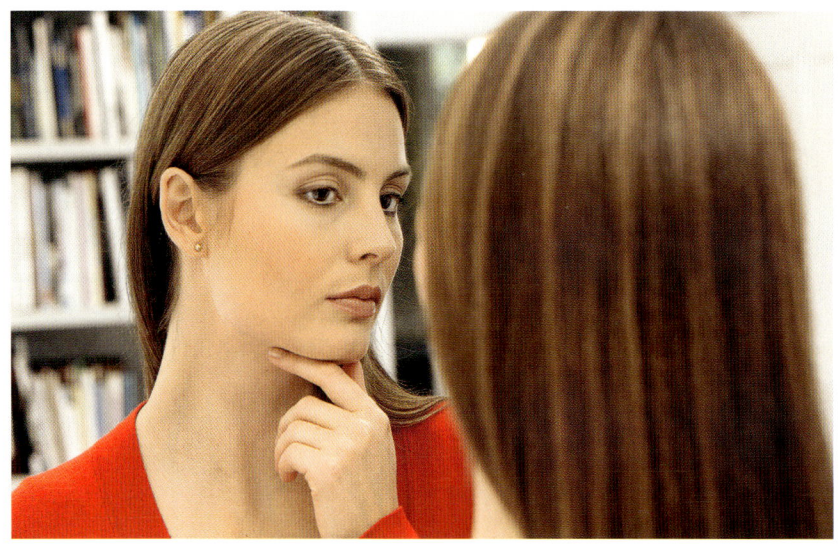

können wir einem Verhärten der Gesichtszüge entgegenwirken.

Die Gesichtsmuskulatur geschmeidig und elastisch zu halten fördert unser attraktives Aussehen und beugt obendrein manchem Spannungskopfschmerz vor.

Aufwärmen und Lockern

Beginnen Sie mit ein paar Aufwärm- und Lockerungsübungen. Am leichtesten geht das mit Musik. Wenn Sie abends üben, sollte die Vorbereitung eher sanft erfolgen, damit Sie nicht zu munter werden. Hier ein paar Beispiele für geeignete Übungen:
- Auf der Stelle von einem Fuß auf den anderen hüpfen.
- Mit den Fäusten in alle Richtungen boxen.
- Abwechselnd mit dem linken und dem rechten Arm kreisen.
- Abwechselnd die Beine vor- und zurückschwingen.
- Im Sitzen (Vorderkante eines Hockers) abwechselnd rechtes und linkes Bein vorstrecken und abwechselnd mit den Zehen und mit den Fersen auf den Boden tippen (5-mal).
- Finger auf die Schultern legen und mit den Ellenbogen kreisen, vorwärts und rückwärts.
- Arme nach oben strecken, dann abwechselnd rechten Ellenbogen und

▶ **Klopfen Sie zum Einstimmen Hals, Gesicht und Hinterkopf ab.**

linkes Knie, dann linken Ellenbogen und rechtes Knie aufeinander zu bewegen, sodass sie sich möglichst vor dem Körper treffen.

Entspannen durch Atmung

Nach dem Aufwärmen konzentrieren Sie sich in Ruhe auf Ihren Atem. Unterstützen Sie die folgenden Atemübungen auch mental, indem Sie sich vorstellen, wie beim Einatmen Sauerstoff und Energie in den Körper bis in die Haut strömen und Abfallstoffe ihn beim Ausatmen verlassen. Beispiele:
- Grätschstand oder Sitz auf einem Hocker.
- Arme seitlich hochheben, dabei einatmen. Dann Arme seitlich schwer fallen lassen und dabei langsam ausatmen.
- Durch die Nase langsam in den Bauch hinein einatmen. Dabei wölbt

sich der Bauch etwas vor. Dann langsam und gelöst durch den Mund ausatmen und spüren, wie Bauch und Rumpf wieder flacher werden.

Bevor Sie mit den Gesichtsübungen beginnen, klopfen Sie den Hals, das Gesicht und den Hinterkopf von unten nach oben mit den Fingerkuppen ab; das fördert die Durchblutung. Auch Hautzupfungen mit Daumen und Zeigefinger sind wirkungsvoll. Die Augenpartie dabei auslassen. Nun sind Sie bestens auf die eigentlichen Übungen eingestimmt.

Tipps für den Anfang

Anfangs sollten Sie unbedingt vor einem Spiegel üben, damit Sie schneller ein Gefühl für die verschiedenen Gesichtsmuskeln entwickeln. Eine beliebte Übungszeit ist vor, während oder

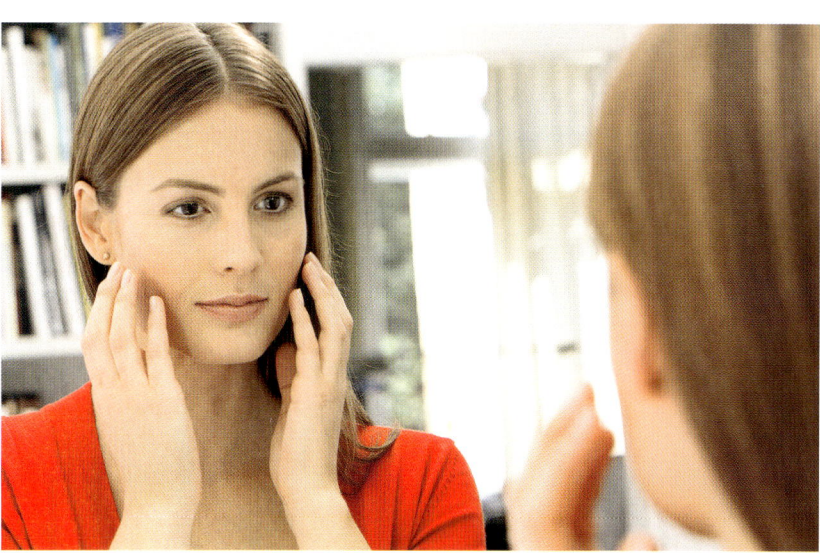

WICHTIG

Bewusst üben

Bei manchen Übungen ist es nützlich, die Finger auf die zu bewegenden Gesichtspartien zu legen, damit während des Übens kaum Mimikfalten entstehen. Oberster Grundsatz: Nie die Haut zerren.

Das Anspannen soll kräftig erfolgen, etwa 6 Sekunden lang, dann lassen Sie die Spannung langsam und bewusst wieder los. Konzentrieren Sie sich beim Entspannen darauf, wie die Muskulatur sich lockert und die Haut glatt wird. Wie fühlen sich der entspannte Gesichtsmuskel und die zugehörige Gesichtspartie im Vergleich zu vorher jetzt an?

nach der abendlichen Gesichtspflege, für Frühaufsteher eignet sich natürlich auch der Morgen sehr gut. Nach einiger Zeit können Sie die Übungen leicht in Ihren Tagesablauf einbauen. Sie können während des Autofahrens ebenso üben wie beim Fernsehen, Kochen, Lesen, Telefonieren, in der Mittagspause oder bei einem Spaziergang.

Die Übungsdauer

Täglich morgens oder abends 5–10 Minuten reichen völlig aus und werden ihre Wirkung nicht verfehlen. Suchen Sie sich 5–8 Übungen zu den verschiedenen Gesichtspartien aus und wiederholen Sie jede Übung 10- bis 20-mal. Zwischen den einzelnen Übungen können Sie Massagegriffe einsetzen. Einmal in der Woche sollten Sie sich mit einem längeren Gesichtsgymnastikprogramm, das aus Übungen, Massagegriffen und einer besonderen Gesichtsentspannung besteht, verwöhnen. Eine praktische Anleitung dazu bieten die Übungsprogramme 1 und 2 auf den Umschlagklappen.

Visualisierungsübung

Mit der folgenden Visualisierung sollten Sie stets Ihr Übungsprogramm einleiten:

Betrachten Sie zunächst genau die Abbildungen 1a und 1b auf den Umschlagklappen, auf denen die Muskeln des Gesichts und Halses dargestellt sind. Diese Muskeln bewegen unser Gesicht und teilweise den Hals. Sie gestalten unsere Mimik und beeinflussen die darüberliegende Haut sowie die Falten.

Denken Sie sich in diese Muskeln hinein. Natürlich müssen Sie nicht alle auswendig lernen, aber versuchen Sie, sich ein paar wichtige zu merken (z. B. die Muskeln um Mund, Augen, Wangen). Nun schließen Sie die Augen und stellen sich die Muskeln, die Sie gleich beüben werden, vor Ihrem inneren Auge vor – ihre Lage, ihren Verlauf, ihre Konsistenz, ihre Funktion. Während der folgenden Übungsbeschreibungen komme ich immer wieder auf die jeweils aktivierten Muskeln

zurück. Schauen Sie dann noch einmal die Abbildung dazu an und prägen Sie sich den Verauf der Muskeln ein.

Gesicht abklopfen

Diese Übung ist nicht nur am Anfang eines Übungsprogramms sehr zu empfehlen, sondern auch immer wieder zwischendurch. Auch wenn Sie mal nur 1 oder 2 Übungen, die Ihnen wichtig sind, praktizieren, ist es immer günstig, dies mit einem leichten Ausklopfen des Gesichts zu kombinieren.

Klopfen Sie mit den Fingerkuppen aller Finger außer dem Daumen leicht und locker auf die Gesichtshaut und stellen Sie sich vor, dass weiche Regentropfen auf Ihre Haut prasseln. Die Finger sind leicht wie zu einem C gebogen. Klopfen Sie von der Mitte des Kinns an beiden Unterkieferwinkeln entlang bis zum Ohr; immer wieder in der Mitte des Kinns ansetzen, aber immer etwas höher, damit der ganze Wangenbereich bis zum Jochbein sanft ausgeklopft wird.

Auch den Augenbereich rund um die Augen abklopfen. Beginnen Sie in der Mitte der Augenbrauen, dann klopfen Sie über den Augenbrauen bis zu den äußeren Augenwinkeln und unter dem Auge auf dem Jochbein wieder zurück zu den inneren Augenwinkeln.

Klopfen Sie dann den Schläfenbereich und anschließend die Stirn von unten nach oben oder von der Stirnmitte nach außen bis zum Haaransatz ab.

Zupfmassage

Auch für den Anfang und für zwischendurch geeignet: Zupfen Sie die Gesichtshaut in gleicher Reihenfolge wie zuvor. Nehmen Sie dazu die Haut sanft zwischen Daumen und Zeigefinger und lassen dann wieder los. Beginnen Sie wieder am Kinn und zupfen Sie von innen nach außen. Der gesamte Wangenbereich eignet sich sehr gut für eine Zupfmassage – im Augenbereich eignen sich besonders die Augenbrauen dazu. Die Haut wird dabei nie gezerrt, sondern vorsichtig und weich behandelt.

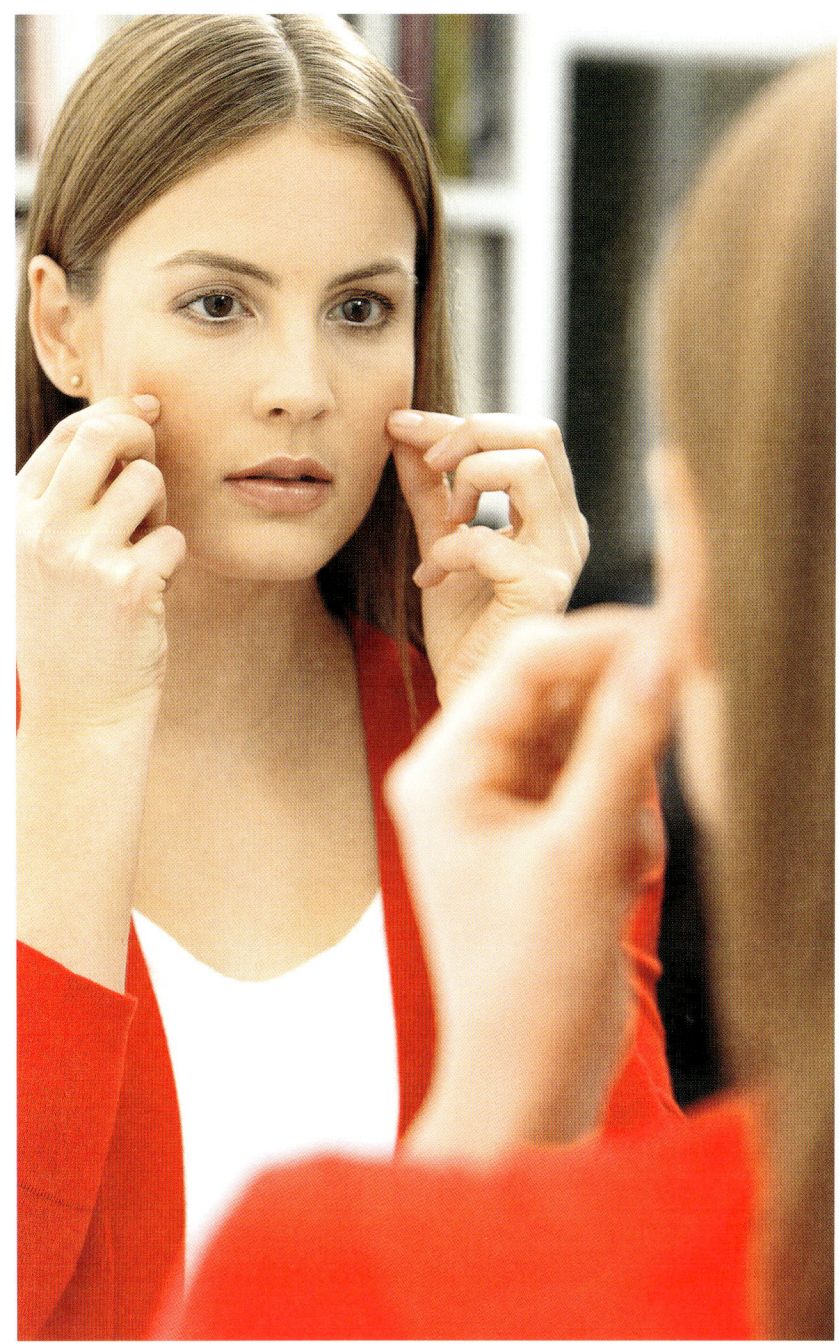

▶ Für zwischendurch: Zupfmassage mit Daumen und Zeigefinger.

Atemübungen – erfrischend und belebend

Je mehr Sauerstoff unsere Haut erhält, desto besser wird sie durchblutet, desto rosiger und frischer sieht sie aus. Welke, müde, unreine oder auch kranke Haut kann durch bewusstes Atemtraining auf natürlichem Wege erfrischt, regeneriert und belebt werden. Die Durchblutung wird gefördert, der Stoffwechsel angekurbelt und die Nahrung in Energie umgewandelt.

Richtiges, natürliches und tiefes Atmen ist die Voraussetzung für Gesundheit, Lebenskraft und gutes Aussehen. Der Körper wird entschlackt, Gifte werden schneller und gründlicher abgebaut. Außerdem werden durch das tiefe, natürliche, gleichmäßige, unverkrampfte Atmen Endorphine produziert. Das sind Hormone, die die Stimmung positiv beeinflussen.

Atemübungen und erst recht Atemtherapie sind wichtige Verfahren zur Vorbeugung und Behandlung vielfältiger organischer und psychischer Probleme, unter anderem auch bei Erschöpfungszuständen, Konzentrationsschwierigkeiten oder Hautleiden. Entspannung durch Atmen hilft, die körperlich-seelische Einheit wieder herzustellen und zu bewahren – die Grundlage für Zufriedenheit, Ausgeglichenheit, Ausstrahlung und natürlich für eine schöne Haut. Eine Leseempfehlung zu diesem Thema finden Sie im Anhang.

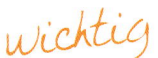

Bei den folgenden Übungen atmen Sie, wenn nichts anderes vermerkt ist, durch die Nase ein und durch den Mund aus. Bleiben Sie bei Ihrem persönlichen Atemrhythmus, der Atem vertieft sich von allein.

1. Übung

Legen Sie sich bequem auf den Rücken und stellen Sie beide Beine auf. Dann beide Hände auf den Bauch legen und langsam einatmen. Fühlen Sie, wie der Bauch sich hebt, das Zwerchfell die Bauchorgane nach unten und außen drückt und so der Lunge Platz schafft. Danach die verbrauchte Luft langsam durch die Lippen (Lippenbremse!) oder auf ein sanftes „s", „sch" oder „fff" ausströmen lassen, als ob Sie eine Kerze zum Flackern bringen wollten. Fühlen Sie dabei, wie der Bauch sich senkt, das Zwerchfell sich entspannt und wieder nach oben steigt.

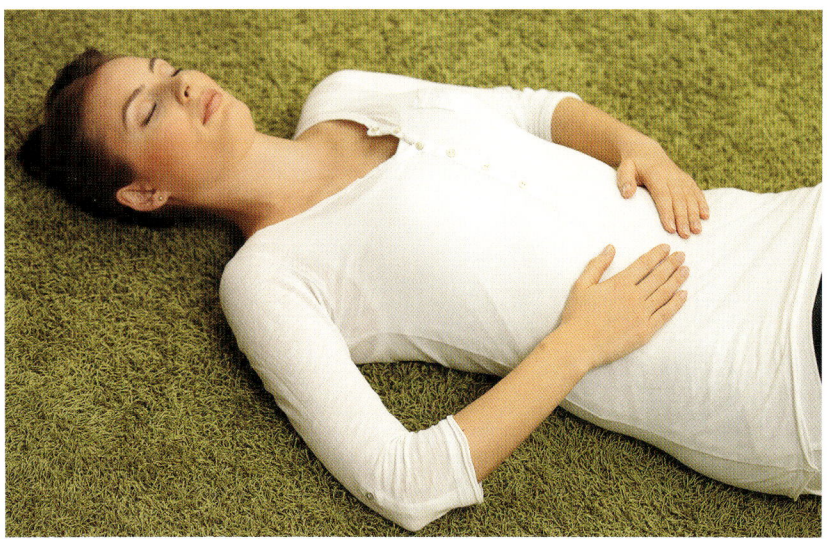

◄ Im Liegen: Beine aufstellen und die Hände auf den Bauch legen.

▶ Im Sitzen: Achten Sie auf eine aufrechte Sitzhaltung.

2. Übung

Knien Sie sich auf ein Kissen oder eine zusammengerollte Decke und beugen Sie den Oberkörper vor. Legen Sie beide Hände übereinander auf den Boden und die Stirn auf die Hände. In dieser Dehn- und Rutschbahnstellung den Atem gelöst kommen und gehen lassen. Die Bauchatmung ist in dieser Position erleichtert, die Bandscheiben werden entlastet und die Durchblutung zum Kopf und Gesicht deutlich verbessert. Nach 30–60 Sekunden spüren Sie in einer Ihnen angenehmen Körperstellung der Übung nach. Aufgrund der veränderten Durchblutungsverhältnisse wird diese Übung auch als Schönheits- und Verjüngungsübung bezeichnet.

3. Übung

Auch im Sitzen kann die Bauchatmung trainiert werden. So können Sie beispielsweise in ungestörten Momenten im Büroalltag üben:
a) Setzen Sie sich aufrecht auf einen Stuhl, und legen Sie die Hände locker auf den Bauch: Jetzt langsam einatmen und spüren, wie der Bauch weit wird. Dann ganz langsam wie in Übung 1 ausatmen und spüren, wie der Bauch wieder zurückschwingt. Dies ist nur eine kleine Bewegung. Werden Sie sensibel dafür.

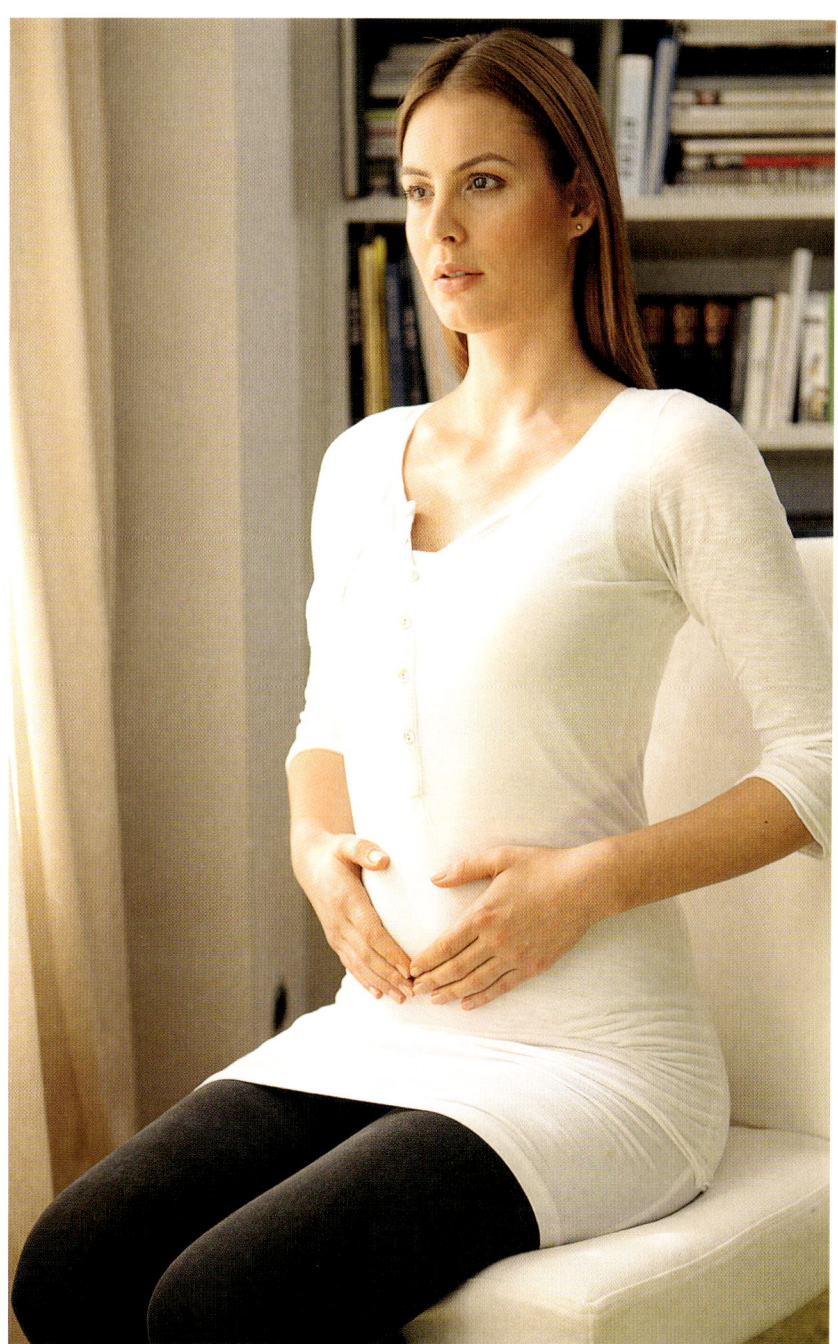

b) Wie zuvor, jedoch konzentrieren Sie sich jetzt auf die Vollatmung. Beim Einatmen spüren Sie, wie sich zuerst der Bauch und die Becken-Leisten-Gegend, dann der mittlere Atemraum zwischen Nabel und Brustkorbmitte und zuletzt der obere Atemraum bis zu den Schultern ausdehnen. Die Schultern dürfen nicht hochgezogen werden. Danach langsam und ausgiebig ausatmen, damit möglichst viel Abfallstoffe den Körper verlassen und die verbrauchte Luft weitgehend aus der Lunge entfernt wird.

4. Übung

Atmen Sie langsam ein und stellen Sie sich dabei vor, wie jede Zelle der Haut mit dem lebenswichtigen Sauerstoff versorgt wird. Dann langsam ausatmen und sich bewusst machen, wie alle Stoffwechselschlacken abtransportiert werden.

5. Übung

Im Stehen oder Sitzen einatmend die Arme langsam heben, als ob Sie die Decke erreichen wollten, dann Arme senken und dabei gelöst ausatmen.

6. Übung

Bedecken Sie die Stirn mit den Händen. Schließen Sie dabei entspannt die Augen, und konzentrieren Sie sich nur auf die Stelle, wo Ihre Hände liegen:

Atmen Sie langsam zu Ihrer Stirn hin ein. Spüren Sie, wie dort in jede Zelle Sauerstoff eindringt. Dann atmen Sie gelöst aus und lassen bewusst alle Spannung und alle Abfallstoffe des Stirnbereiches in die Hände fließen.

Führen Sie die gleiche Übung aus, indem Sie die Hände auf folgende Stellen legen:

- Augen
- Nase
- Schläfen
- Wangen
- Mund und Kinn
- Hals (hier reicht eine Hand)
- Hals von hinten (eine Hand)
- Schädeldach
- Hinterkopf

Sie können jede dieser entspannenden Übungen so lange ausführen, wie es Ihnen angenehm ist: 30 Sekunden, 2 Minuten, 5 Minuten.

7. Übung

Die Arme mit den Handflächen nach oben waagerecht vorstrecken, als ob Sie den wertvollen Sauerstoff umgreifen und zu sich herziehen wollten, dabei den Atem einströmen lassen. Dann ausatmend die Hände zum Brustkorb hin anziehen und gleichzeitig die Finger schließen.

8. Übung

Legen Sie Ihre Hände auf den Bauch. Atmen Sie zum Bauch hin ein. Spüren

Sie, wie er sich weitet? Dann langsam ausatmen und wahrnehmen, wie Bauch und Brustkorb enger werden.

9. Übung

Schließen Sie die Augen, und konzentrieren Sie sich auf Ihr Gesicht. Atmen Sie frei durch die Nase zu Ihrem Gesicht hin. Spüren Sie, wie das Gesicht Sauerstoff und Nährstoffe empfängt. Dann langsam durch den Mund mit der Luft alles „Schlechte", Verbrauchte ausströmen lassen.

10. Übung

Im Stehen die Beine etwas grätschen, dann einatmend die Arme wie beim Gähnen abwechselnd nach oben recken. Anschließend die Arme und den Kopf senken und durch die Lippen ausatmen.

11. Übung

Diese Übung wirkt stark reinigend und vitalisierend: Halten Sie mit dem Daumen ein Nasenloch zu, und atmen Sie durch das andere langsam ein. Ziehen Sie den Atemstrom an den Riechzellen vorbei hoch in Richtung Gehirn. Dann mit dem Zeigefinger dieses Nasenloch zuhalten und durch das zuvor verschlossene ausatmen. 6- bis 7-mal wiederholen, dann umgekehrt.

▶ Die Arme gegen einen gedachten Widerstand hochdrücken.

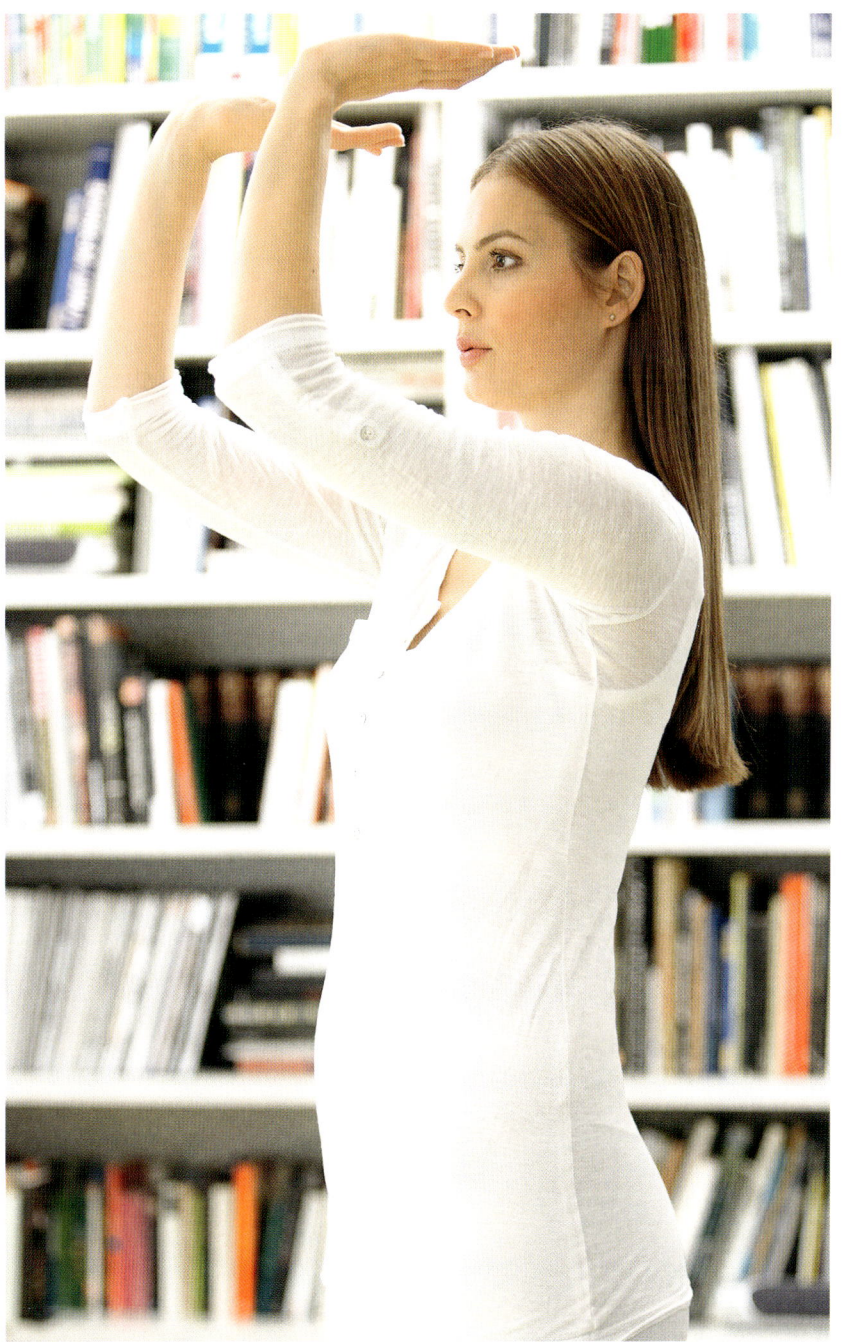

12. Übung

Im Stand beide Ellenbogen beugen und die Unterarme zum Körper ziehen. Dann die Hände abwinkeln, sodass die Handflächen nach oben zeigen. Strecken Sie die Arme jetzt langsam nach oben, und stellen Sie sich vor, dass Sie ein schweres Gewicht mit den Händen hochstemmen, dabei den Atem einströmen lassen. Anschließend die Arme langsam senken und am Ende der Bewegung die Hände anwinkeln und nach unten stemmen, dabei langsam ausatmen.

13. Übung

Im Stehen beide Ellenbogen beugen und die Hände zu Fäusten schließen. Dann die Ellenbogen bis in die Waagrechte hochheben, gleichzeitig einatmen. Dann auf „huuu…" ausatmen und währenddessen die Ellenbogen so lange immer wieder seitlich gegen den Brustkorb schlagen, bis der Luftstrom zu Ende ist.

14. Übung

Beide Hände seitlich an den Brustkorb legen. Bewusst gegen die Hände einatmen und spüren, wie der Brustkorb sich ausdehnt. Dann auf „fff…" weich ausatmen und mit den Händen den Brustkorb sanft auspressen. Atmen Sie wie immer tief aus, damit die Lungen sich wirklich leeren und neuer, belebender Sauerstoff eindringen kann.

45

Übungen für einen schönen Hals

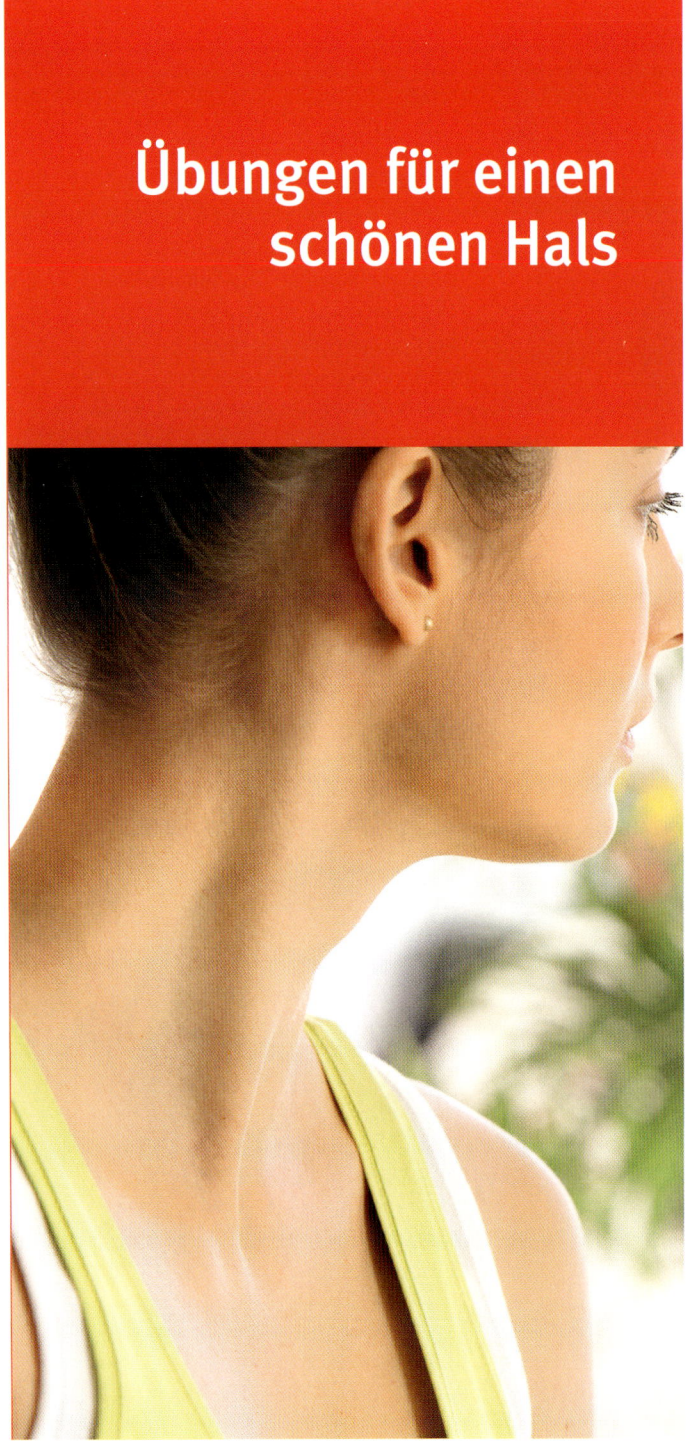

Oft wird der Hals eher stiefmütterlich behandelt und gar ganz vergessen. Aber er fällt schnell ins Auge und sollte deshalb gut gepflegt werden. Die Halshaut verfügt kaum über Talg- und Schweißdrüsen, und sie ist kaum mit Unterhautfettgewebe aufgepolstert. Zudem ist sie sehr dünn und zart und wird bei vielen Kopfbewegungen gedehnt oder gestaucht. Ganz ungünstig wirkt sich eine falsche Kopfhaltung aus, wie wir sie oft unwillkürlich einnehmen: Der Hals wölbt sich eher leicht nach vorne, das Kinn ist zu weit vorne oder oben, sodass die Halshaut überdehnt wird und ihre Elastizität verliert. Natürlich zeigt sie dann Falten, wenn man den Kopf aufrecht trägt.

Wichtig ist deshalb, im Alltag die am Anfang des Kapitels beschriebene günstige Kopfhaltung einzunehmen und die häufig überdehnten Halsmuskeln zu kräftigen. Hierfür sind die folgenden Übungen besonders gut geeignet. Nebenbei helfen sie auch gegen Nackenprobleme, denn gekräftigte Halsmuskeln entlasten den Nacken.

Auch Sonne und UV-Strahlen schädigen das kollagene Bindegewebe und verursachen eine schlaffe Halshaut. Neben sanften Halsübungen und Massagetechniken mit Öl sollten Sie Ihren Hals im Sommer mit Creme oder einem Tuch vor zu vielen Strahlen schützen.

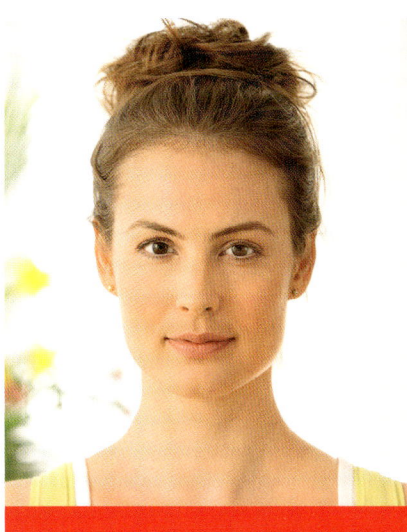

◄ Recken Sie den Kopf von den Schultern und aus dem Nacken nach oben. Schieben Sie das Kinn etwas zurück. So üben Sie eine anmutige aufrechte Kopfhaltung.
····❯ Seite 48

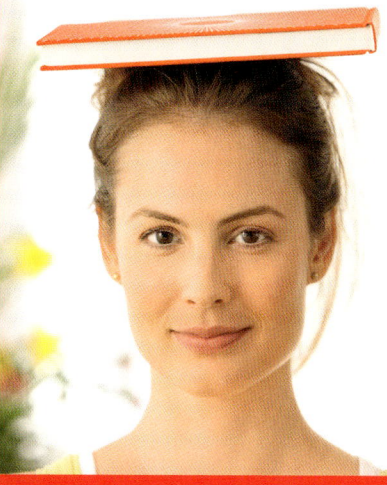

▲ Auch im Gehen oder Stehen sollte der Nacken immer lang sein. Ein Buch auf dem Kopf hilft, die aufrechte Haltung auch in der Bewegung zu wahren.
····❯ Seite 49

▶ Legen Sie eine Hand unter das Kinn und drücken Sie das Kinn gegen diesen Widerstand nach unten. Das trainiert die Muskeln der gesamten Halsvorderseite.
····❯ Seite 51

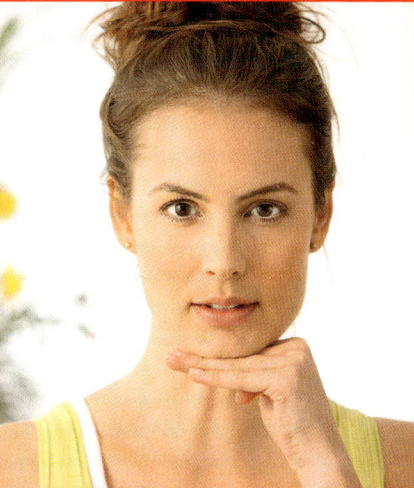

◄ Gut gegen ein Doppelkinn: Öffnen Sie den Unterkiefer gegen den Widerstand der Faust. Das aktiviert und kräftigt den Kiefermuskel.
····❯ Seite 52

▶ Bringt Spannung in den Hals- und Unterkieferbereich: Machen Sie Ihren Mund weit auf und formen Sie ein großes O.
····❯ Seite 53

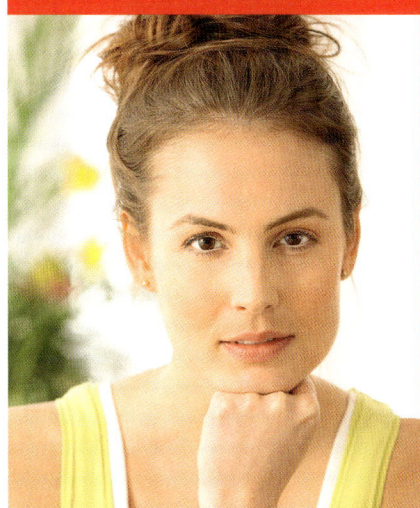

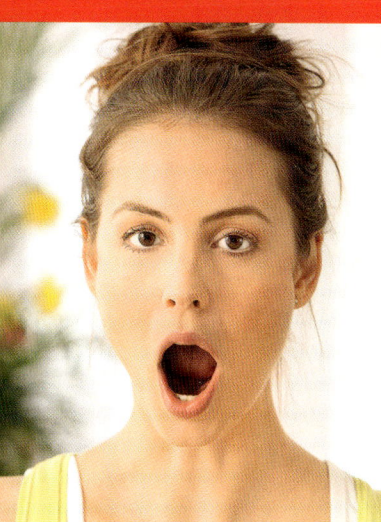

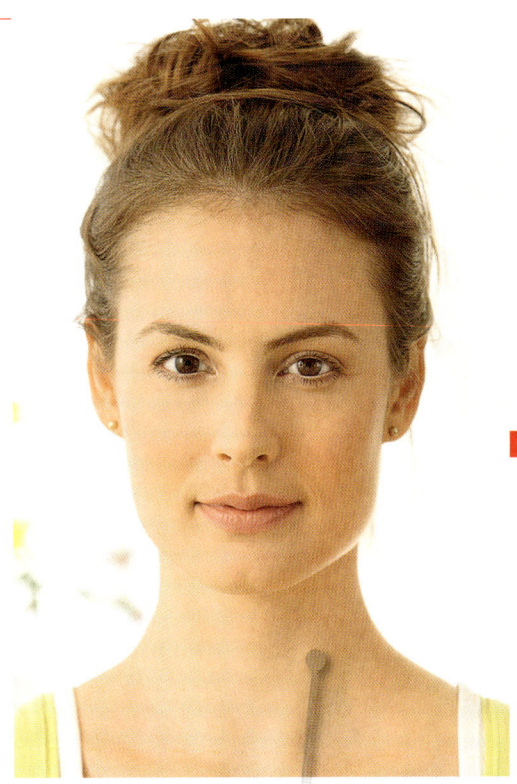

Gute Kopfhaltung – ein Plus für den Hals

1. ÜBUNG Setzen Sie sich gerade hin und recken Sie den Kopf von den Schultern und aus dem Nacken nach oben. Schieben Sie das Kinn etwas zurück. Versuchen Sie den Scheitel noch etwas höher zu schieben und stellen Sie sich dabei vor, wie der Nacken sich kontinuierlich dehnt und die Halswirbelsäule auseinandergezogen wird (Verspannungen lösen sich). Dann lassen Sie locker und spüren der Entspannung im Nacken nach.

Tipp

Eine gute Kopfhaltung ist die beste Garantie für eine tonisierte Halshaut und ein straffes Kinn. Sie beugt Falten weit effektiver vor, als Cremes und Gesichtswässer es vermögen.

Ist das Kinn – wie bei vielen Menschen – nach oben oder vorne geschoben, erschlafft die Haut am Hals auf Dauer. Wenn Sie den Kopf in den Nacken legen, erscheint die Halshaut zwar faltenlos, aber das täuscht, denn so ist sie überdehnt. Diese Haltung wäre auf die Dauer übrigens für den Nacken schädlich und schmerzhaft. Außerdem strahlt Ihr Gesicht mehr Harmonie, innere Ruhe oder Anmut aus, wenn Sie den Kopf aufrecht halten.

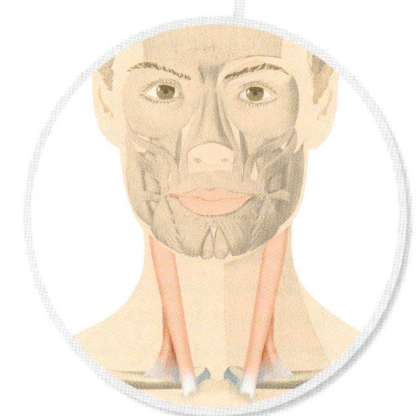

Machen Sie diese wichtige Haltungsübung nicht nur zu Hause, sondern integrieren Sie sie in den Alltag. Egal, wo Sie sind und was Sie tun, ob am PC, beim Einkaufen oder Spazierengehen, denken Sie immer daran, Hinterkopf und Nacken senkrecht nach oben zu recken und die Schultern eher nach unten zu schieben. Dies beugt Nackenproblemen vor oder hilft, schon bestehende zu verbessern. Und die Halshaut bleibt in einem günstigen Spannungszustand.

Tipp

Stellen Sie sich als Hilfestellung eine Afrikanerin mit einem Krug Wasser auf dem Kopf vor. Lassen Sie dieses anmutige Bild auf sich wirken und denken Sie daran, wenn Sie spazieren gehen.

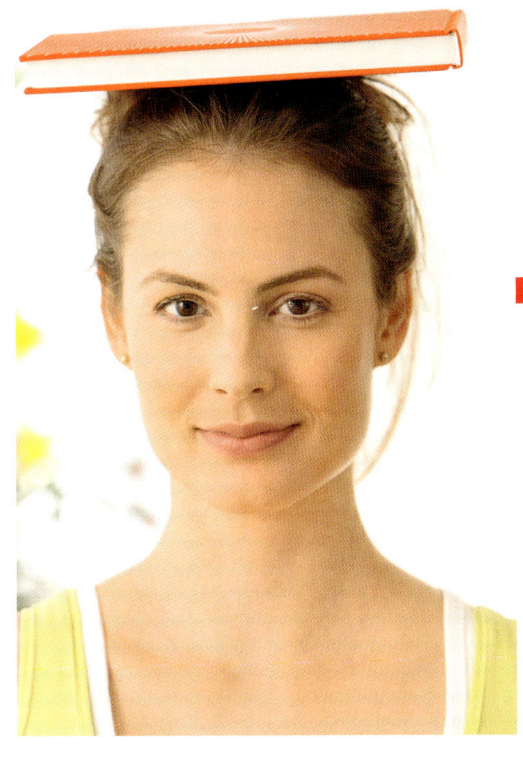

2. ÜBUNG Wie Übung 1, jedoch mit einem Buch auf dem Kopf.

a) Versuchen Sie, das Buch nach oben zu schieben, dabei gleichzeitig die Schultern nach unten ziehen. Schieben Sie den Scheitel des Kopfes empor und verbleiben Sie 3–4 Atemzüge lang in dieser Dehnungshaltung. Die Schultern lassen Sie dabei bewusst unten. Dann wieder locker lassen. Je öfter Sie diese Kopfhaltung üben, umso mehr werden Sie sich auch im Alltag daran gewöhnen, eine „mannequinhafte", anmutige, gesunde und somit „ideale Haltung" einzunehmen.

b) Wenn Sie Übung a) ein paar Mal absolviert haben, machen Sie mit dem Buch auf dem Kopf ein paar anmutige Schritte durch das Zimmer.

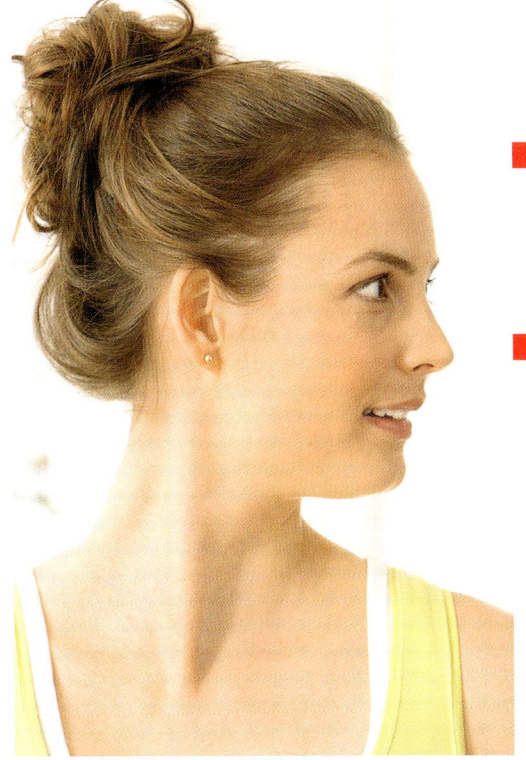

3. ÜBUNG Recken Sie den Kopf nach oben und drehen Sie ihn so weit wie möglich nach rechts. Der linke Kopfwender (s. Abb. 1a, Nr. 2, Umschlagklappe) zieht sich dabei zusammen. Die Spannung 6 Sekunden halten, dann zur Ausgangsstellung zurückdrehen und entspannen. Die Übung nach der linken Seite wiederholen.

4. ÜBUNG Wie Übung 3, jedoch nach dem Drehen des Kopfes das Kinn zur Schulter hin anziehen. Beachten Sie die Dehnung im Bereich der gegenüberliegenden Nackenseite. Dann das Kinn wieder heben und den Kopf zurückdrehen, entspannen. Achten Sie darauf, dass Sie die Schultern nicht hochziehen.

49

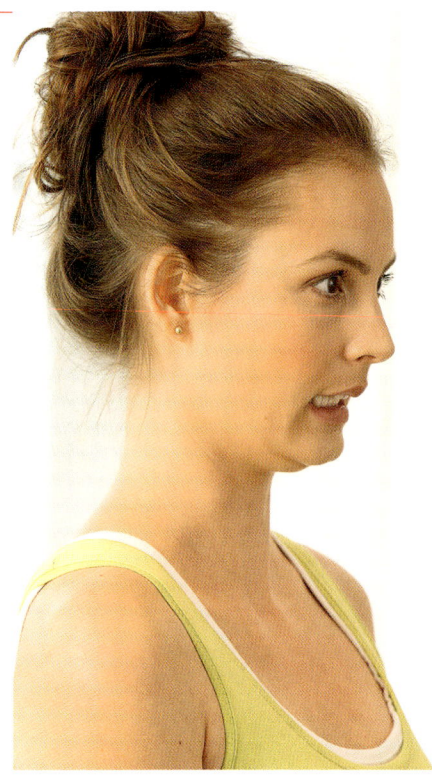

A

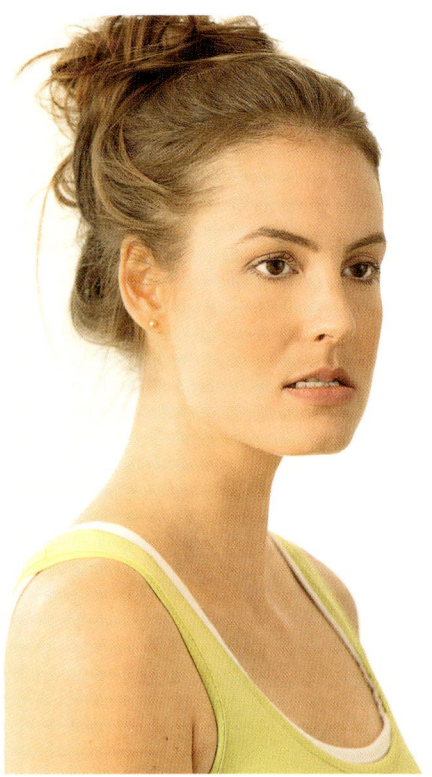

B

5. ÜBUNG a) Aufrecht sitzen und den Kopf emporrecken, dann das Kinn waagerecht zurückschieben. Sie spüren eine Kräftigung im vorderen Halsbereich (hier ist Kräftigung immer wichtig) und eine Dehnung im hinteren Halsbereich. Diese Übung hilft auch gegen Nackenverspannungen. Anschließend schieben Sie das Kinn ein wenig waagerecht nach vorne. Stellen Sie sich dabei vor, dass das Kinn wie auf einer waagerechten Schiene nach hinten und vorne geschoben wird. Nehmen Sie bei beiden Bewegungen die Kopfhaltung bewusst wahr. Im Alltag nehmen viele Menschen die ungünstige Kopfhaltung nach vorne ein. Lernen Sie, den Kopf eher leicht nach hinten zu schieben, um Nackenprobleme zu vermeiden und die vordere Halshaut zu straffen (und nicht zu überdehnen).

Achten Sie bei dieser Übung darauf, dass Rumpf und Schultern ruhig bleiben; nur Kopf und Hals bewegen sich. Zu Anfang ist es leichter, wenn Sie einen Finger an das Kinn legen und versuchen, diesen wegzuschieben. Danach schieben Sie mit dem Finger das Kinn zurück.

b) Wie a), jedoch den Kopf emporrecken, dann abwechselnd nach rechts und links drehen und aus dieser Drehung heraus das Kinn vor- und zurückschieben. Betonen Sie aber das Nach-hinten-Schieben mehr; das Nach-vorne-Schieben nur andeuten.

Tipp

Falls es am Unterkieferrand eine Stelle gibt, an der etwas Haut herabhängt, legen Sie beide Daumen genau an diese Stelle und drücken dann den Kopf nach unten. Die Lippen liegen weich aufeinander, und der Unterkiefer ist nicht zusammengepresst.

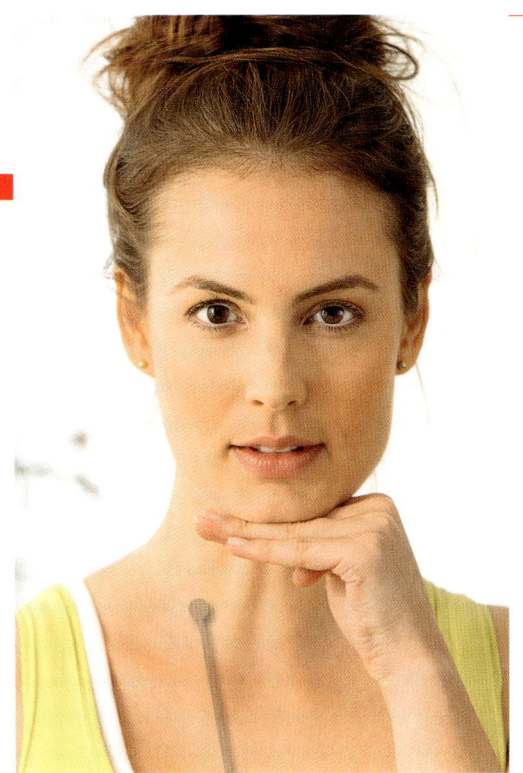

6. ÜBUNG

Recken Sie den Scheitel des Kopfes nach oben und spüren Sie die Dehnung im Nacken. Achten Sie darauf, dass beide Schultern unten bleiben. Legen Sie dann eine Hand mit dem Handrücken nach oben unter das Kinn und drücken Sie das Kinn gegen diesen Widerstand nach unten. Das Kinn befindet sich dabei waagerecht zum Boden und darf keinesfalls nach oben zeigen. Der Nacken dehnt sich weiter nach oben, die Lippen sind leicht geöffnet und der Kieferbereich bleibt entspannt. Die Zähne berühren sich nicht. Halten Sie die Spannung 4–6 Sekunden und nehmen Sie dabei bewusst wahr, wie sich die vorderen Halsmuskeln zusammenziehen und sich der Nacken dehnt. Dann locker lassen und der Entspannung nachspüren.

Variation. Die gleiche Übung wie oben, aber dieses Mal legen Sie beide Daumen in die Mitte unter das Kinn, also auf den Kinnbodenmuskel. Drücken Sie wieder den Kopf gegen die Daumen. Beim Lockerlassen nachspüren. Danach wandern Sie mit den Daumen ein wenig weiter nach außen und wiederholen die Übung. Versetzen Sie die Daumen noch 2- bis 4-mal, indem Sie immer ein wenig weiter nach außen wandern.

7. ÜBUNG

Wie Übung 6, aber dieses Mal drücken Sie nicht den Kopf nach unten, sondern öffnen den Unterkiefer ein wenig gegen den Widerstand des Handrückens oder der Daumen. Die Kopfhaltung bleibt gerade und die Schultern bleiben unten. Bei dieser Übung werden die Mundbodenmuskeln besonders gut gekräftigt. Noch intensiver wird die Übung, wenn Sie einige Male gegen den Widerstand der Finger oder Daumen „drücken" bzw. „wippen".

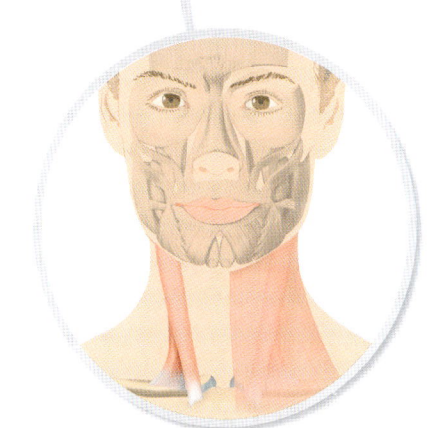

Achten Sie bei diesen Übungen unbedingt darauf, dass Sie das Kinn nicht anheben und auch nicht nach vorne schieben. Der Nacken sollte immer lang sein. Danach immer den Kinnboden mit einer Handrückseite locker ausklopfen oder ausstreichen.

Nehmen Sie sich außerdem genügend Zeit zum Nachspüren. Wenn Sie solch eine Übung 6- bis 10-mal gemacht haben, werden Sie danach beim entspannten Nachspüren die verbesserte Durchblutung und das Gefühl der Kräftigung gut fühlen können.

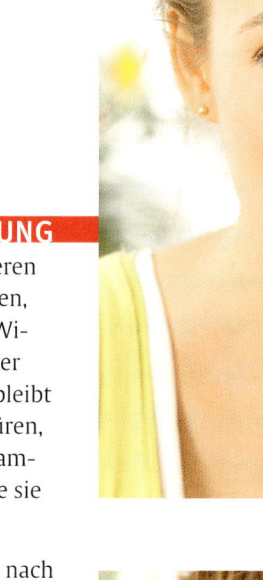

8. ÜBUNG

a) Setzen Sie sich aufrecht vor einen Tisch. Einen Unterarm legen Sie locker auf den Tisch auf, den Ellenbogen des anderen Arms stützen Sie auf (evtl. ein paar Bücher oder Kataloge unterlegen, damit Sie aufrecht sitzen). Drücken Sie dann den Kopf gegen den Widerstand der Faust kräftig nach unten. Nach etwa 6 Sekunden locker lassen. Achten Sie darauf, dass keine Bewegung stattfindet. Dabei bleibt der Nacken lang, die Lippen sind leicht und weich geöffnet. Sie spüren, wie die seitlichen Halsmuskeln, nämlich die Kopfwender, sich zusammenziehen. Ziehen Sie die Schultern nicht hoch, sondern lassen Sie sie locker.

b) Wie a), jedoch den Unterkiefer gegen den Widerstand der Faust nach unten drücken. Dabei zieht sich außerdem der zweibäuchige Kiefermuskel zusammen. Dies ist eine sehr gute Übungen gegen ein Doppelkinn.

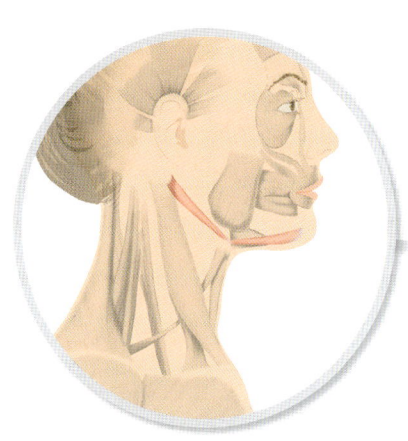

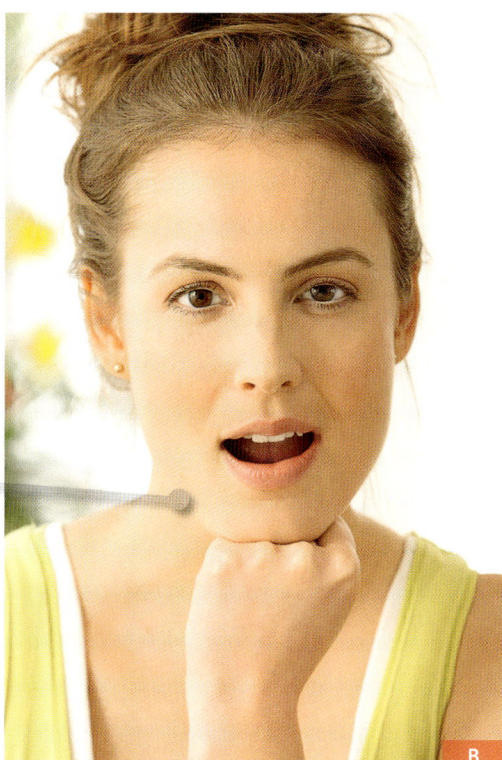

52

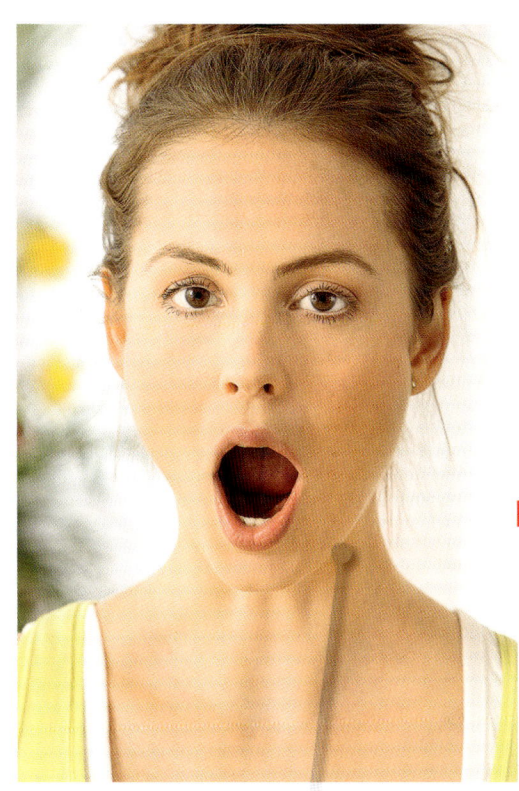

9. ÜBUNG a) Reißen Sie Ihren Mund weit auf und formen Sie das größte O, das Ihnen möglich ist („A" sagen). Spüren Sie die Anspannung im Hals- und Unterkieferbereich? Besonders der Halshautmuskel tritt bei dieser Übung deutlich hervor (s. Abb. 1a, Nr. 38, Umschlagklappe). Auch unter dem Jochbogen zieht sich ein kleiner Muskel (äußerer Flügelmuskel) zusammen. Nach der Anspannung den Mund gelöst schließen und die verbesserte Durchblutung in diesem Bereich spüren.

b) Wie a), jedoch den Mund so weit öffnen, dass die Zähne sichtbar werden. Legen Sie Zeigefinger und Daumen auf die Falten, die an Nase und Kinn entstehen.

c) Wie a), zugleich die Zunge weit rausstrecken. Beobachten Sie im Spiegel, wie sich dabei auch der Kinnboden kräftig anspannt. Sie können dies auch mit einem Finger kontrollieren.

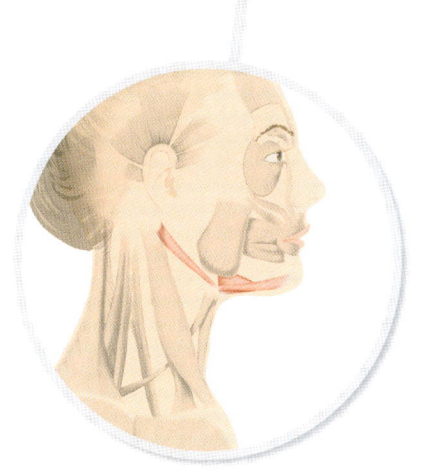

10. ÜBUNG a) Singen Sie nach der Tonleiter: A…, X… („iksss"), lauter kurze A bzw. X. Öffnen Sie beim A den Mund ganz weit, beim X machen Sie ihn ganz breit. Dann entspannen.

b) Nun dehnen Sie die Laute: Aaaa…, Eeee… (Mund ganz breit), Oooo… (Lippen ganz eng). Einige Male wiederholen, dabei die Mundbewegungen jedes Mal ganz betont ausführen.

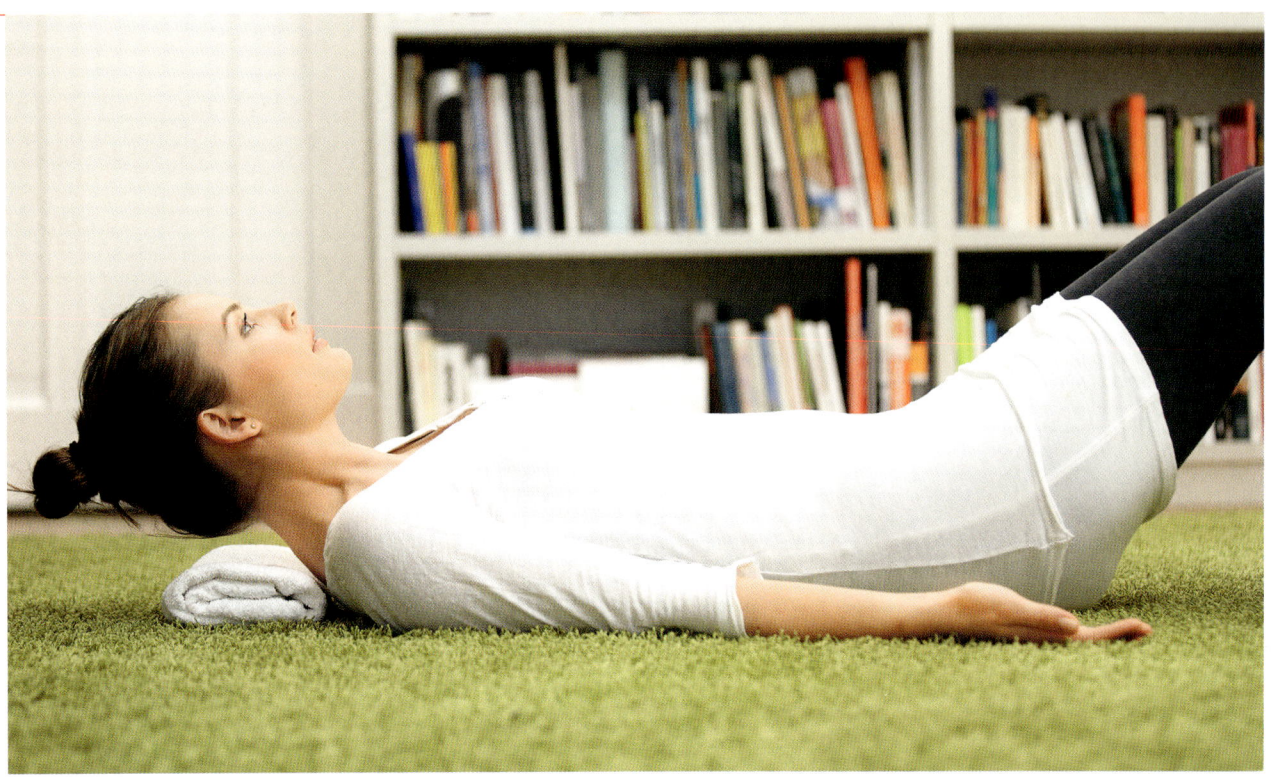

11. ÜBUNG Legen Sie sich auf den Boden und stellen Sie die Beine auf. Die Arme liegen entspannt neben dem Körper, die Handflächen zeigen nach oben. Der Kopf liegt auf einem kleinen Kissen oder einem zusammengelegten Handtuch. Der Blick ist nach oben zur Decke gerichtet. Schieben Sie zuerst den Scheitel des Kopfes nach hinten in die Weite, die Schultern in die Gegenrichtung nach unten in Richtung Füße. Dann zuerst das Kinn ein wenig anziehen und die Bauchmuskeln etwas anspannen. Anschließend den Kopf langsam und nur ein klein wenig anheben. Der Blick ist weiterhin nach oben gerichtet. Die Halswirbelsäule wird nicht eingerollt. Sie spüren eine starke Spannung vorne in den Halsmuskeln. Die Spannung 4–6 Sekunden halten, dann den Kopf zurücklegen und entspannen.

TIPP

Während der Übung den Unterkiefer nicht zusammenpressen, sondern die Lippen weich aufeinander liegen lassen. Atmen Sie beim Anheben des Kopfes langsam aus, beim Ablegen einatmen, dann ruhig und gelöst weiteratmen.

Für Geübte: Kopf ausatmend anheben und in dieser Position 2- bis 4-mal weiteratmen. Dann ablegen und entspannt weiteratmen.

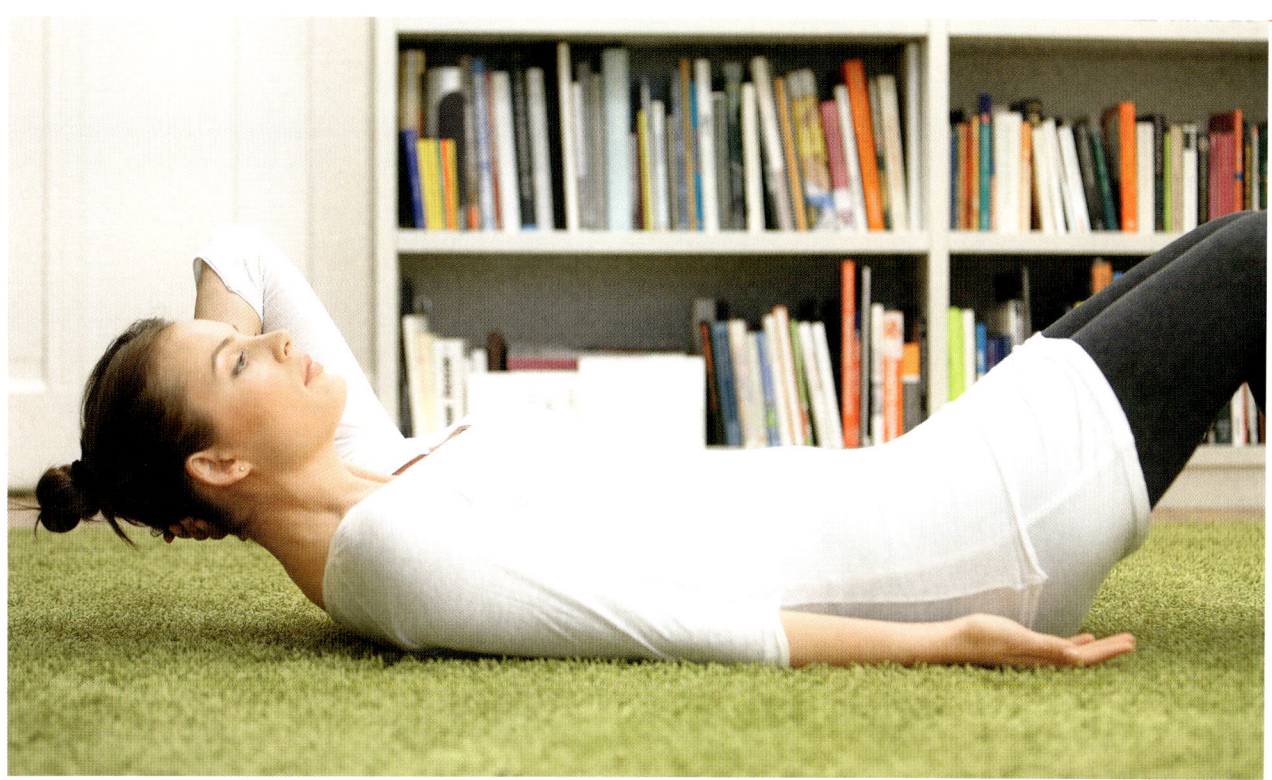

12. ÜBUNG a) Die gleiche Ausgangsstellung wie bei Übung 11, aber dieses Mal eine Hand unter den Kopf legen. Den Kopf wieder leicht anheben und dann nach unten gegen die Hand drücken. Zunächst 4–6, später 8 Sekunden halten, dann zurücklegen und der Entspannung nachspüren. Beim nächsten Mal die andere Hand unter den Kopf legen.

b) Ausgangsstellung wie oben. Jetzt beide Hände verschränkt unter den Hinterkopf legen. Die Ellenbogen zeigen nach außen. Dann den Kopf zuerst nach unten in die Hände drücken, danach langsam im Zeitlupentempo nach rechts und links drehen. Ablegen und der Übung eine Zeit lang nachspüren.

Übungen für ein straffes Kinn

Die Haut des Kinnbodens neigt mit den Jahren dazu, schlaff zu werden. Dann folgt sie der Schwerkraft und hängt etwas herunter. Hier hilft nur eins: Möglichst schon vorbeugend Übungen für die Kinnbodenmuskulatur in den Alltag integrieren. Es gibt für diesen Bereich viele Übungen, die Sie nebenbei, z. B. beim Autofahren oder im Büro, ausführen können. Viele Übungen für den Kinnboden machen Sie mit der Zunge; manche sind sogar unsichtbar, z. B. wenn Sie die Zunge einrollen und nach oben gegen den Gaumen drücken. Diese effektive Übung können Sie quasi überall machen.

Und Vorsicht, oft hört man den Tipp, das Kinn einfach etwas höher zu halten, damit sich die Haut spannt. Aber erstens löst diese Haltung schnell Schmerzen im Nackenbereich aus und zweitens wird die Halshaut dabei nur überdehnt. Hält man danach den Kopf wieder aufrecht, so wie es besser und gesünder ist, hängt die überdehnte Haut erst recht nach unten.

Achten Sie deshalb auf eine gute Kopf- und Halshaltung und drücken Sie den Unterkiefer häufig gegen eine Faust oder beide Daumen. Oder strecken Sie einfach öfter mal (in unbeobachteten Momenten) die Zunge 20-, 30- oder 40-mal heraus. Sehr angenehm ist es, wenn Sie nach einer Übung, in der Sie Muskeln kräftig angespannt haben, eine durchblutungsfördernde Übung folgen lassen, z. B. das Kinn mit dem Handrücken beklopfen oder es mit einem kleinen Noppenball ausrollen.

▶ Strecken Sie die Zunge ganz weit heraus. Dabei wird der Kieferzungenbeinmuskel am Kinnboden kräftig angespannt.
···▷ Seite 61

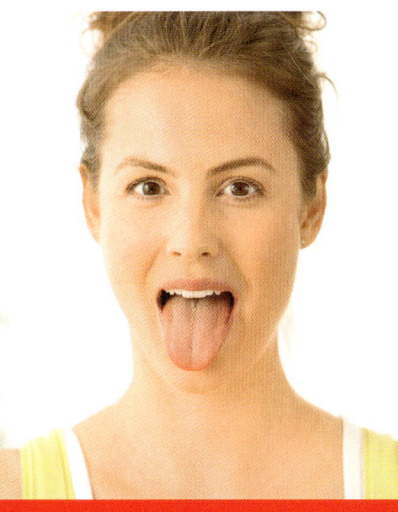

▼ Öffnen Sie den Mund gegen den Widerstand eines straff gehaltenen Handtuchs. Dabei bleibt der Nacken elegant lang. So trainieren Sie gleichzeitig den Kopfwender und den Kiefermuskel.
···▷ Seite 63

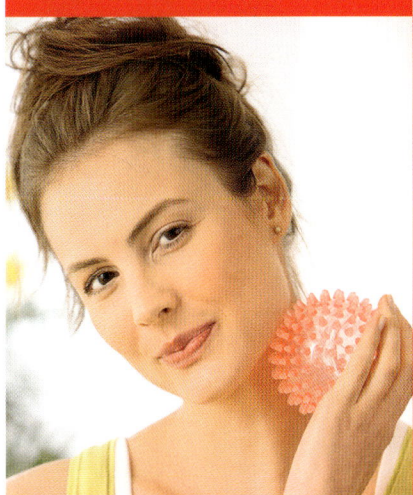

◀ Übung gegen Fettansammlungen im Unterkieferbereich: Rollen Sie einen Noppenball den Unterkieferast entlang zwischen Ohr und Kinnspitze hin und her.
···▷ Seite 64

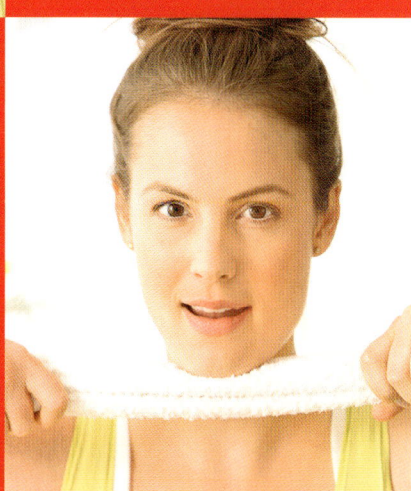

▶ Nehmen Sie einen dicken Blei- oder Farbstift und rollen Sie ihn von der Kinnspitze nach hinten in Richtung Hals.
···▷ Seite 65

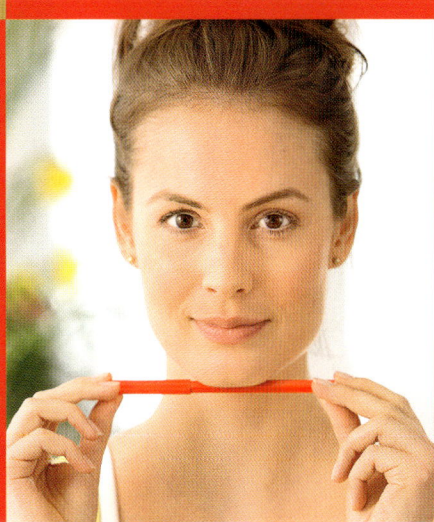

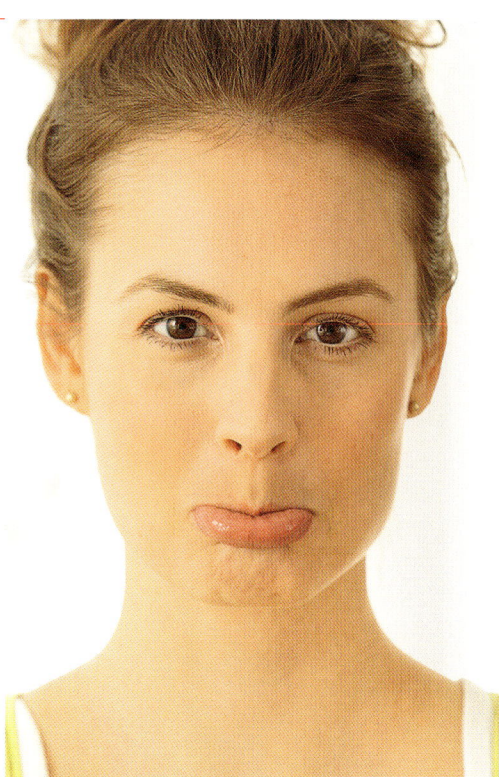

Straffes Kinn wirkt jugendlich

1. ÜBUNG a) Schieben Sie die Unterlippe so weit wie möglich vor und stülpen Sie sie nach außen. Bilden Sie einfach eine Schnute. Halten Sie die Spannung. Ertasten Sie auf dem Kinnwulst, wie sich der Kinnmuskel zusammenzieht (s. Abb. 1a, Nr. 22, Umschlagklappe). Nach etwa 6 Sekunden entspannen Sie sich.

b) Versuchen Sie jetzt, die vorgestülpte Unterlippe so weit wie möglich in Richtung Nase hochzuschieben. Die Spannung etwa 6 Sekunden halten, dann entspannen.

Wie Übung 1, jedoch den Kopf leicht in den Nacken legen. Dabei die Halswirbelsäule mit einer Hand unterstützen. Dann die **2. ÜBUNG** Übung ausführen. Beachten Sie die Straffung im Kinn- und vorderen Halsbereich! Nach jeder Anspannung in die Ausgangsstellung zurückkehren und bewusst die Muskeln wieder entspannen.

Tipp

Bei Nackenproblemen die Halswirbelsäule sehr gut mit der Hand unterstützen oder die Übung ganz auslassen, um die sensiblen Halswirbelgelenke nicht noch mehr zu reizen.

Sie können Übung 1 und 2 intensivieren, indem Sie außerdem gleichzeitig die Zunge kräftig gegen den Gaumen drücken. Dann nehmen Sie sich genug Zeit, sich auf die Entspannung zu konzentrieren, und halten den Kopf wieder aufrecht (als ob er auf der Halswirbelsäule schweben würde).

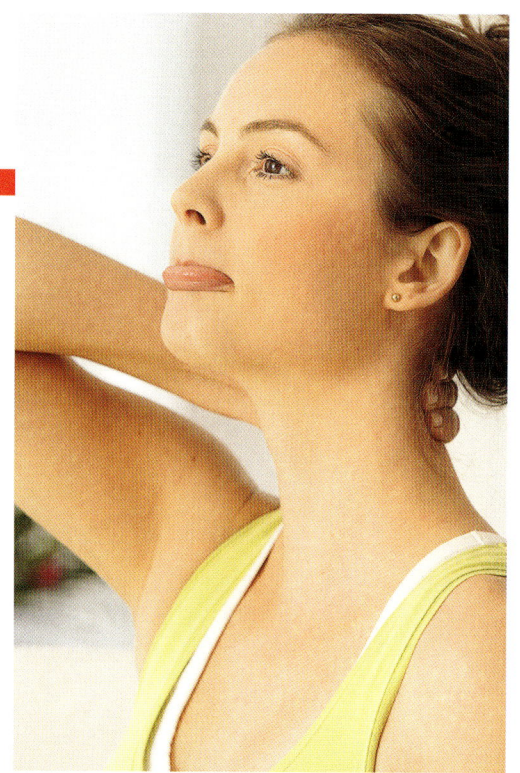

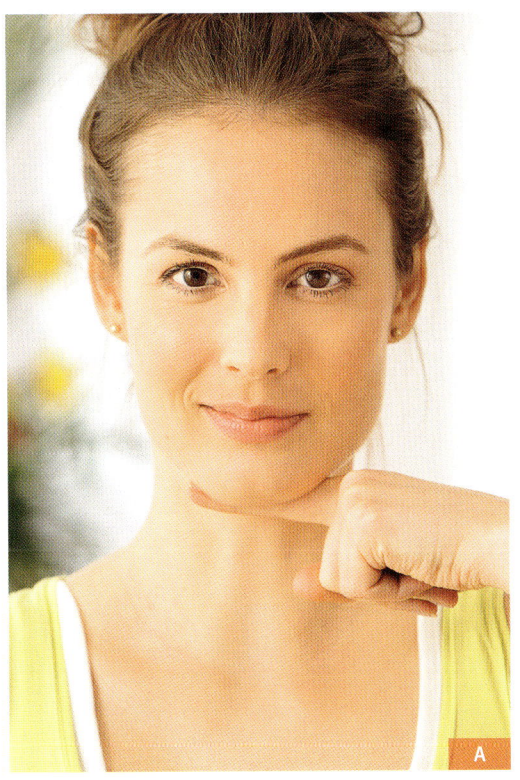

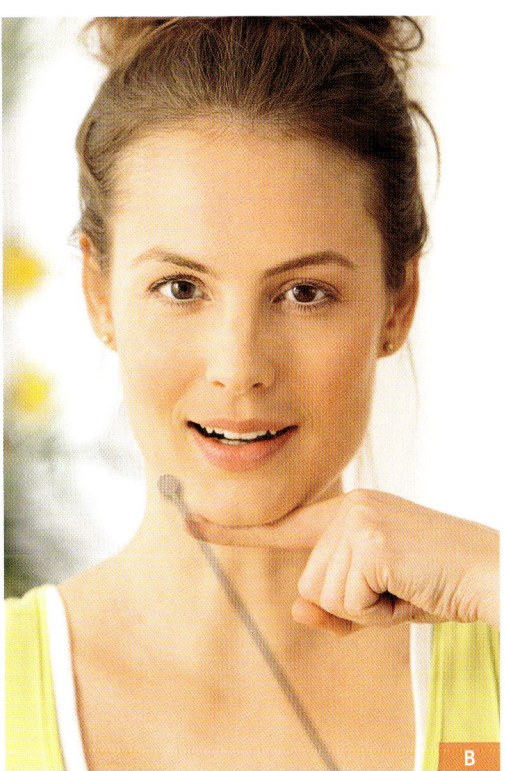

3. ÜBUNG a) Bei geschlossenen Lippen die Zunge einrollen und so stark wie möglich gegen den Gaumen pressen. Legen Sie einen Daumen oder Zeigefinger unter das Kinn und ertasten Sie, wie sich der Zungenbeinmuskel (s. Abb. 1b, Nr. 20, Umschlagklappe) anspannt und wieder löst. Dies ist eine sehr wirkungsvolle Übung gegen ein Doppelkinn.

b) Wie bei a), jedoch dabei gleichzeitig den Mund gegen den Widerstand des Fingers ein wenig öffnen. Dabei zieht sich neben dem Zungenbeinmuskel auch der zweibäuchige Kiefermuskel (Musculus digastricus; s. Abb. 1b, Nr. 13, Umschlagklappe) zusammen. Nach 4–6 Sekunden entspannen und der Entspannung nachspüren.

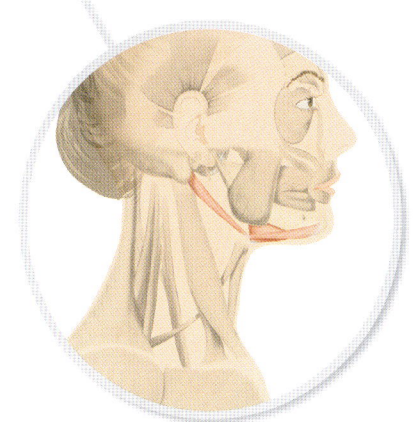

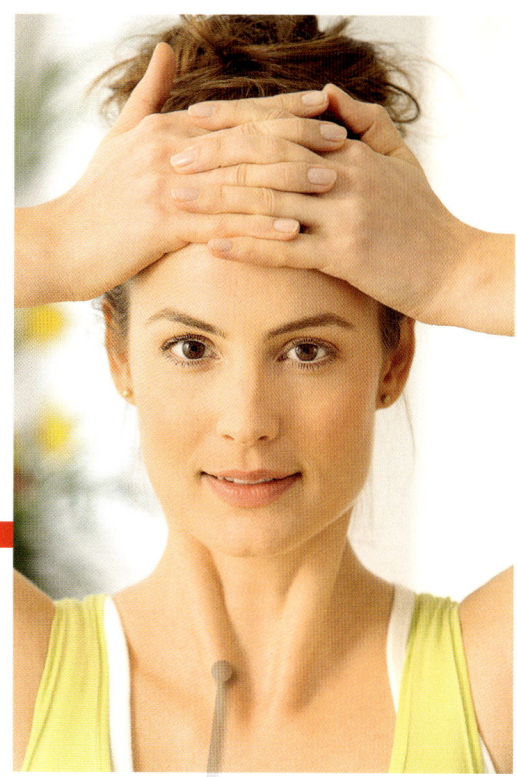

4. ÜBUNG

a) Die gefalteten Hände an die Stirn legen. Dann das Kinn so kräftig wie möglich nach unten drücken, dabei die Hände auf der Stirn in die entgegengesetzte Richtung pressen. Die Kopfhaltung bleibt dabei aufrecht. Spüren Sie die Anspannung im unteren Kinn- und Halsbereich? Nach etwa 6 Sekunden wieder locker lassen.

b) Wie oben, dann den Kopf einige Male hintereinander in minimalen Bewegungen nach unten ziehen, als ob Sie Ja sagen wollten.

TIPP

Achten Sie unbedingt darauf, dass Sie die Schultern nicht hochziehen. Lassen Sie sie bewusst unten. Die Lippen sind weich geöffnet und nicht zusammengepresst.

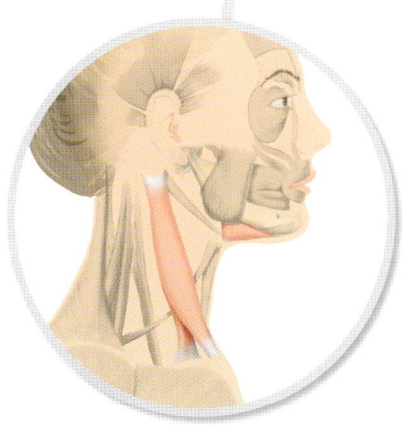

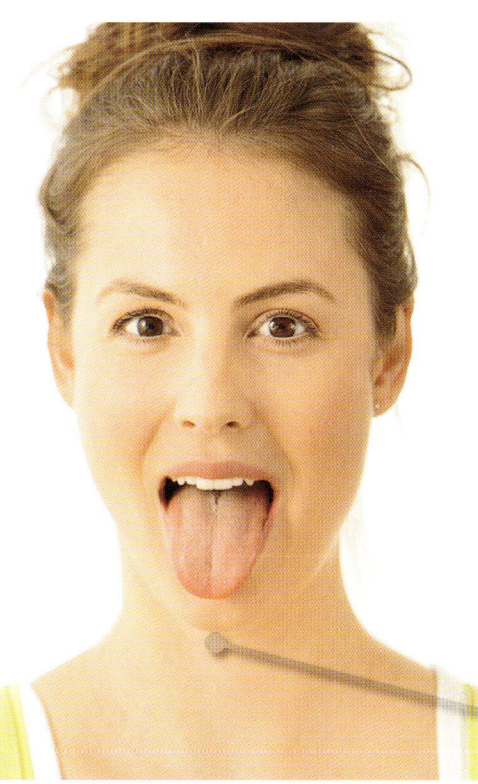

5. ÜBUNG a) Strecken Sie die Zunge möglichst weit heraus, und zwar nach unten. Sie spüren dabei, wie der Kieferzungenbeinmuskel am Kinnboden ganz kräftig angespannt wird (s. Abb. 1b, Nr. 20, Umschlagklappe). Spannung 2–4 Sekunden halten, dann locker lassen und die Zunge gelöst in den Mund zurückgleiten lassen. Noch besser: Die Zunge einige Male hintereinander herausstrecken und wieder weit nach innen zurückziehen.

b) Zunge mehrmals hintereinander in alle möglichen Richtungen weit herausstrecken und wieder zurückziehen. Diese Zungenbewegungen sollen ganz bewusst und betont erfolgen, lassen Sie sich Zeit! Dann noch einmal so lange entspannen.

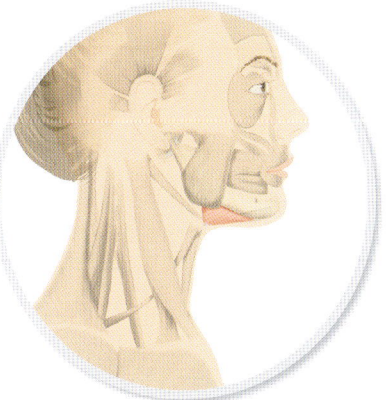

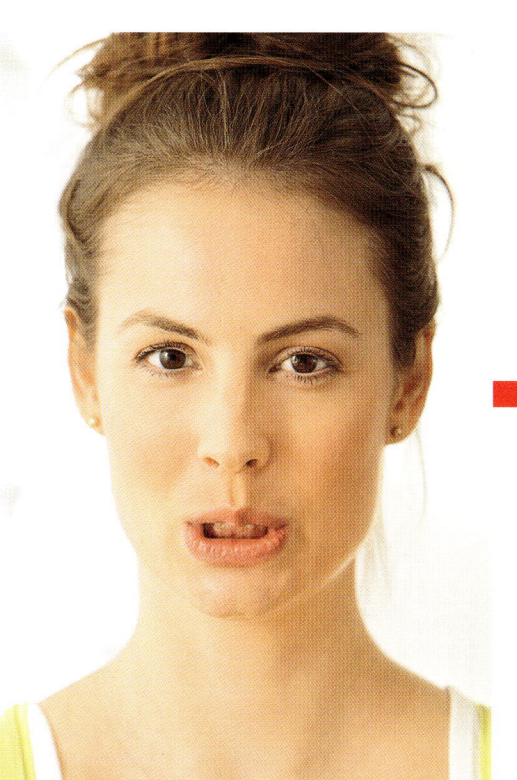

6. ÜBUNG Ziehen Sie die Unterlippe ohne die Mundwinkel nach unten. Dabei zieht sich der Unterlippensenker zusammen (s. Abb. 1a, Nr. 21, Umschlagklappe), und die unteren Zähne werden sichtbar. Die Spannung halten, dann gelöst entspannen. Die Wirkung dieser Übung wird verstärkt, wenn Sie gleichzeitig die Zungenspitze gegen den Gaumen drücken. Nach etwa 6 Sekunden Mund-, Kinn-, Wangen- und Halsbereich entspannen.

61

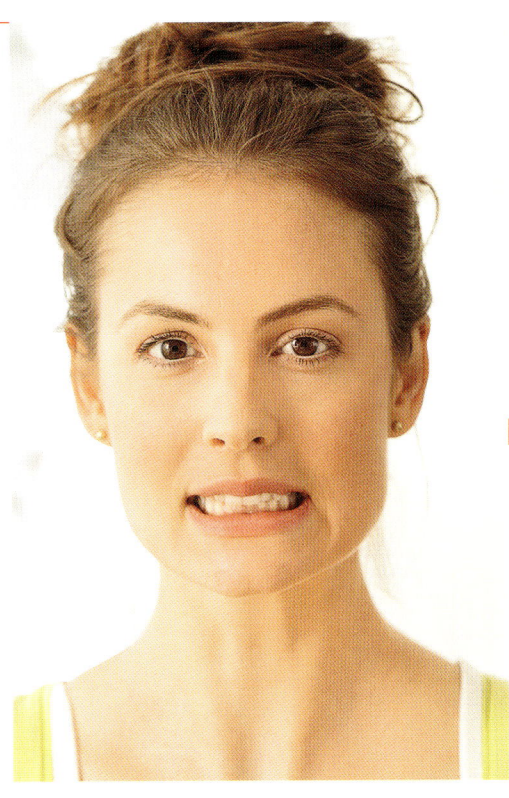

7. ÜBUNG Ziehen Sie die Unterlippe sehr kräftig nach unten, wobei die Backenzähne zusammenbleiben. Dabei spannt sich der große Halshautmuskel, der direkt unter der Haut des Halses liegt und sich vom Unterkieferrand über das Schlüsselbein hinweg bis zur zweiten und dritten Rippe erstreckt (s. Abb. 1a, Nr. 38, Umschlagklappe). Spüren Sie die Anspannung und lassen Sie dann leicht und locker los. Genießen Sie die Entspannung.

Da diese Übung die Mundwinkel eher nach unten zieht, sollten Sie sie nicht zu oft wiederholen. Sie ist aber gut geeignet, um den Halshautmuskel zu spüren und kennenzulernen. Nach dieser Übung unbedingt die „Lächelübung" (Übung 2 auf Seite 82) wiederholen.

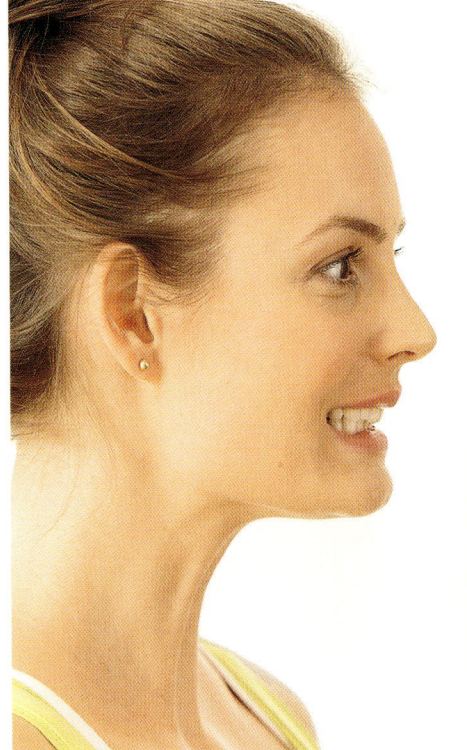

8. ÜBUNG Wie oben, aber gleichzeitig beide Mundwinkel kräftig herunterziehen. Dabei spannt sich der große Halshautmuskel, der die Haut an der Vorderseite des Halses straff erhält, noch mehr an. Nicht zu oft wiederholen! Konzentrieren Sie sich vor allem darauf, den Halshautmuskel wahrzunehmen.

TIPP

Machen Sie nach den letzten beiden Übungen immer die Lächelübung von Seite 82 (Übung 2). Sie bewirkt, dass die Mundwinkel wieder entspannt nach oben wandern.

a) Legen Sie beide Daumen mitsamt der Daumenballen **9. ÜBUNG** der ganzen Länge nach unter die Unterkieferäste, sodass sich die Daumenspitzen etwa unter den Unterkieferwinkeln befinden. Das Kinn liegt auf den Handballen. Legen Sie die flachen Finger auf die Wangen. Dann den Mund so weit wie möglich öffnen.

b) Wie oben, gleichzeitig noch die Mundwinkel nach außen in Richtung Ohren ziehen.

c) Wenn Sie wollen, reißen Sie dabei noch die Augen weit auf.

Bei all diesen Übungen bilden sich keine Falten. Beim Entspannen spüren Sie eine wunderbare Vitalisierung des ganzen Gesichts. Am besten klopfen Sie es anschließend noch mit den Fingerkuppen aus.

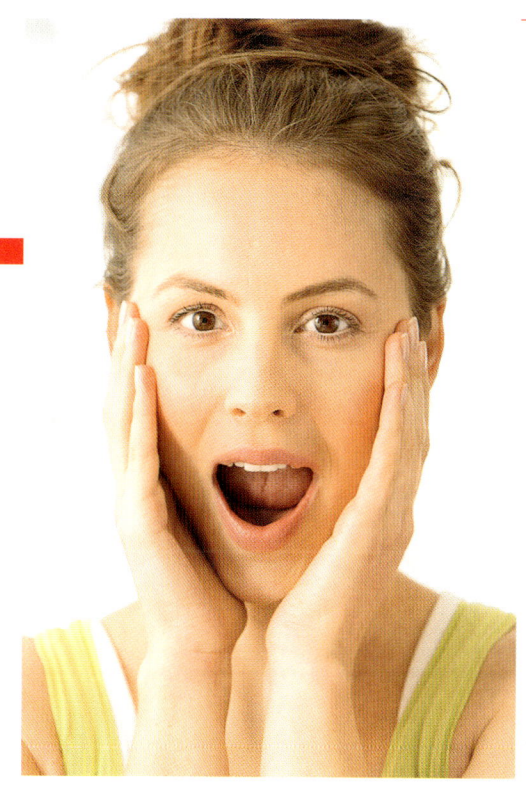

10. ÜBUNG Nehmen Sie ein kleines Gästehandtuch und rollen bzw. wringen Sie es fest zusammen. Halten Sie es unter das Kinn (achten Sie dabei auf eine aufrechte Haltung!). Jetzt drücken Sie den Unterkiefer gegen das straff gehaltene Handtuch und öffnen den Mund. Dabei machen Sie gleichzeitig den Nacken lang. Die Spannung etwa 6 Sekunden halten, dann loslassen. 4- bis 6-mal wiederholen. Zwischen den Übungsschritten und am Ende den Unterkiefer mit dem Handtuch von vorne nach hinten ausstreichen.

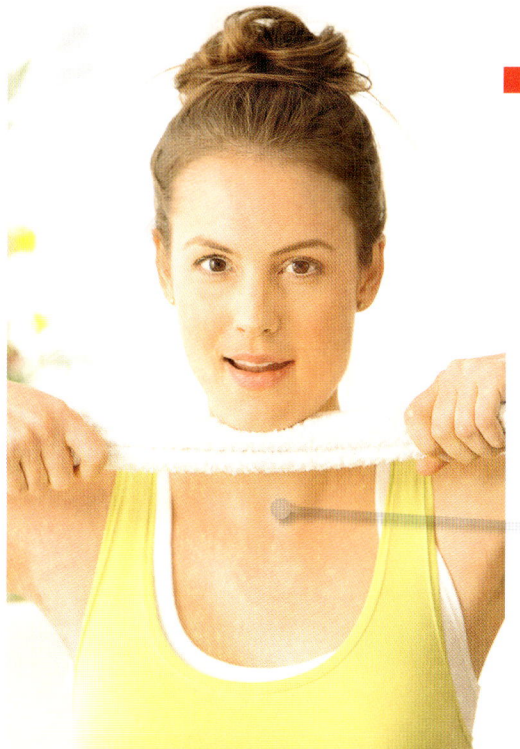

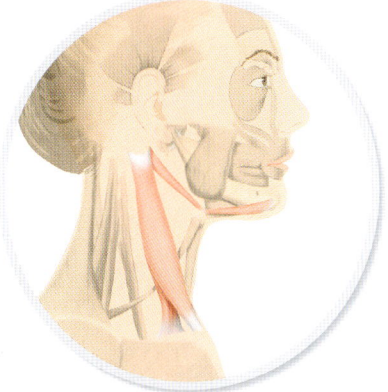

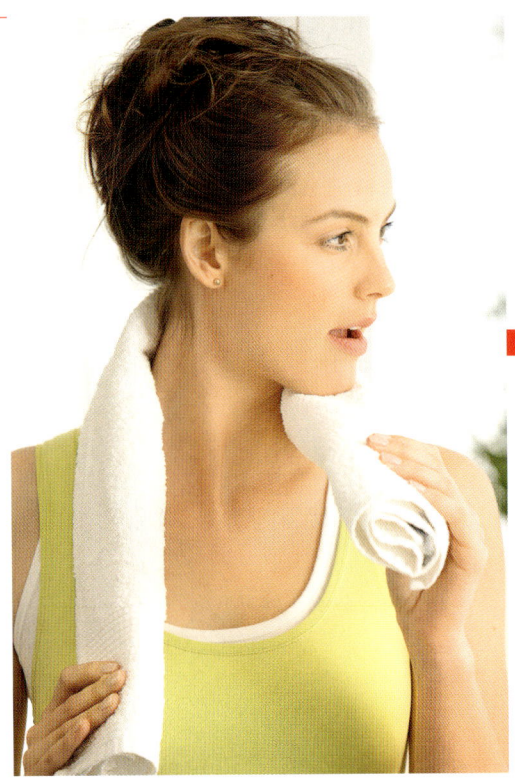

11. ÜBUNG Jetzt legen Sie ein stramm zusammengerolltes (gewrungenes) Handtuch von hinten um den Hals und halten die Enden vorne fest. Dann den Kopf zur linken Seite drehen, das Handtuch auf dieser Seite etwas anheben, den Unterkiefer öffnen und fest dagegendrücken. Nach etwa 6 Sekunden die Spannung loslassen. 4- bis 6-mal, dann auf der rechten Seite üben. Entspannen. Während des Übens auf eine aufrechte Haltung achten. Die Schultern nicht hochziehen.

12. ÜBUNG

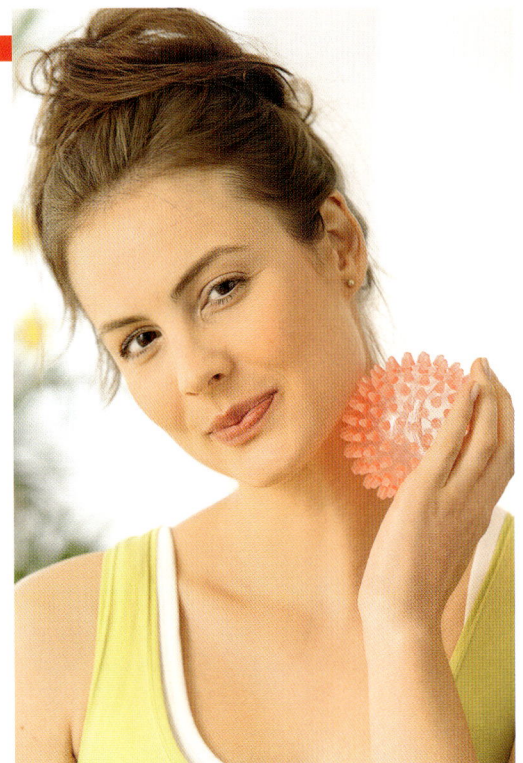

Diese Übung ist gegen Fettansammlungen im Unterkieferbereich sehr gut geeignet: Neigen Sie den Kopf ein wenig nach rechts und legen Sie den kleinen Noppenball mit der linken Hand unter den linken Unterkieferast. Der Noppenball liegt weich auf dem Handteller, die Finger sind ausgestreckt. Rollen Sie den Ball dann einige Male unter dem Unterkieferast in Richtung Ohr und wieder nach vorne bis zur Kinnspitze. Diese Übung kann 30 Sekunden oder auch länger ausgeführt werden. Beüben Sie abwechselnd beide Unterkieferseite.

Einen kleinen Noppenball am Unterkiefer entlang hin- **13. ÜBUNG** und herrollen. Der Ball liegt dabei locker auf der Handfläche. Dann den Ball unter dem Unterkiefer mit der Hand gut festhalten und den Mund gegen diesen Widerstand öffnen. Die Spannung halten, dann eine Weile entspannen.

Tipp

Rollen Sie immer wieder während des Tages den kleinen Noppenball unter dem Kinn sanft hin und her.

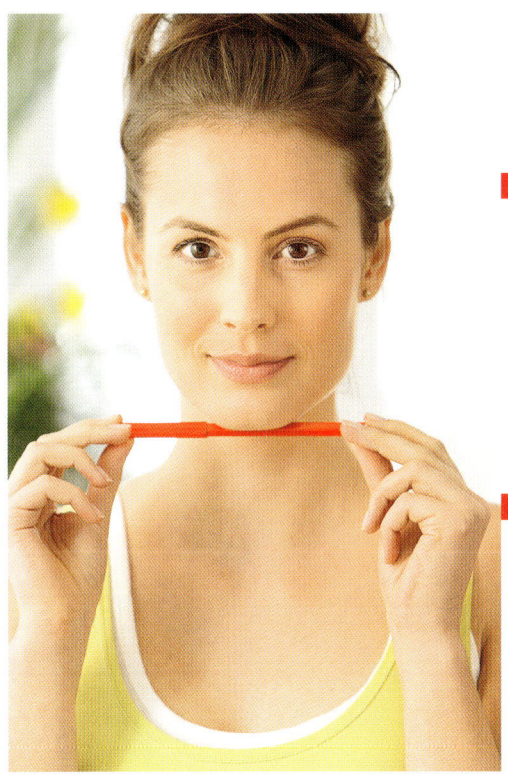

14. ÜBUNG a) Nehmen Sie einen dicken Blei- oder Farbstift zwischen je 3 Fingerspitzen beider Hände. Achten Sie auf eine aufrechte Kopfhaltung und rollen Sie dann den Stift von der Kinnspitze nach hinten in Richtung Hals. Beginnen Sie immer wieder vorne.

b) Neigen Sie den Kopf zur rechten Seite und rollen Sie den Stift unter dem linken Unterkieferast von vorne in Richtung Hals. Wiederholen Sie, so oft Sie wollen. Dann natürlich auch die andere Seite beüben, indem Sie den Kopf zur anderen Seite hin neigen.

15. ÜBUNG Rollen Sie wie oben einen dicken Blei- oder Farbstift von der Kinnspitze zum Hals und öffnen Sie dabei den Unterkiefer mit etwas Druck. Dies ist eine sehr gute Übung gegen ein Doppelkinn. Sie kombiniert auf ideale Weise die Kräftigung der Kinnbodenmuskeln mit einer angenehmen Massage.

16. ÜBUNG Wenn das Zungenbein angehoben oder bei fixiertem Zungenbein der Unterkiefer herabgezogen wird, werden die Unterkiefermuskeln gekräftigt. Das verhindert ein Doppelkinn oder strafft ein schon vorhandenes. Führen Sie dazu verschiedene Bewegungen mit der Zunge aus:

- „Leer" schlucken (oder Speichel) und bewusst das hintere Drittel der Zunge gegen den Gaumen drücken.
- Zunge zwischen die Lippen legen, sodass sie ein wenig rausschaut. Dann nach innen saugen, ohne dass sie ihre Lage verändert.
- Mit der Zunge beide Wangen, Ober- und Unterlippe ausstreichen.
- Schnalzen und schmatzen und singen Sie auf Lala-lala …
- Die Lippen mit der Zunge ablecken und umkreisen.
- Die Zunge einrollen und gegen den Gaumen drücken.
- Die Zunge herausschnellen lassen und rasch zurückziehen.
- Die Zunge weit herausstrecken: in Richtung linkes/rechtes Ohr, zum Kinn, zur Nase.
- Die Zunge so weit wie möglich in den Rachen zurückziehen.
- Mit der Zunge den gesamten Gaumen abtasten.
- Die Zunge gegen die unteren Zähne drücken.
- Die Zunge so einrollen, als ob Sie mit ihr ein Rohr bilden wollten.
- Die Zunge einrollen wie ein Rohr, dann weit vor- und zurückschieben,
- „Llll" sagen und die Zunge fest gegen den Gaumen drücken.

Wichtig: Vergessen Sie nicht, zwischen den Übungen immer wieder zu entspannen!

TIPP

Besonders nach Diäten oder Schlankheitskuren, wenn die Haut unter dem Kinn erschlafft ist, sind diese Kräftigungsübungen unentbehrlich.

Übungen für die Lippen und den Mund

Ein schöner Mund und sinnliche Lippen sind untrennbar mit unserem Schönheitsideal verbunden. Aber besonders die Haut auf der Oberlippe wird mit der Zeit etwas faltig. Links und rechts neben den Mundwinkeln zeigen sich vielleicht c-förmige Falten, Nasolabialfalten genannt. Bei manchen Menschen sind sie schon in jüngeren Jahren ausgeprägt, bei anderen zeigen sie sich selbst im hohen Alter nur wenig. Besonders Menschen, die viel reden, z. B. Schauspieler oder Moderatoren, oder die sich viel in der Sonne aufhalten, tragen diese Linien im Gesicht, und manche stören sich daran.

Achten Sie bei den Übungen für Mund und Lippen, dass Sie schon vorhandene Falten nicht vertiefen. Legen Sie deshalb während des Übens die Zeigefinger auf die Nasolabialfalten. Durch Anspannungsübungen können Sie die Muskeln in diesem Bereich kräftigen und die Haut darüber straffen. Auch Massageübungen, bei denen Sie direkt über diese Falte von unten nach oben streichen, sind sehr wirkungsvoll.

Andere Übungen in diesem Kapitel sorgen für einen schönen Mund und schöne Lippen und kräftigen die Haut um die Unter- und Oberlippe. Auch hier helfen Anspannungsübungen, bei denen die Haut nicht in Falten gelegt wird. Die Massageübungen sind für diesen Gesichtsbereich sehr zu empfehlen. Im Alltag sollten Sie außerdem darauf achten, den Mund nicht zu oft zu kräuseln.

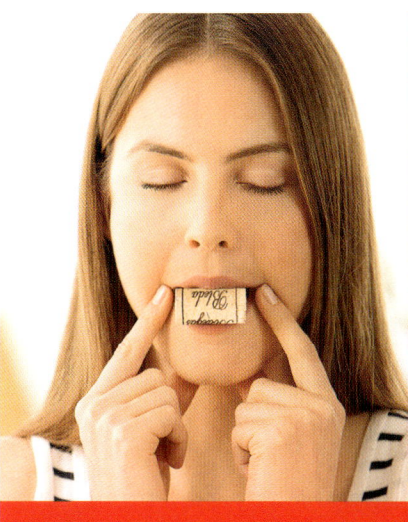

◄ Trainieren Sie Ihr Lächeln: Legen Sie einen Korken zwischen die Lippen und ziehen Sie die Mundwinkel nach oben in Richtung Jochbein. Das stärkt den Jochbein- und den Lachmuskel.
···▷ Seite 69

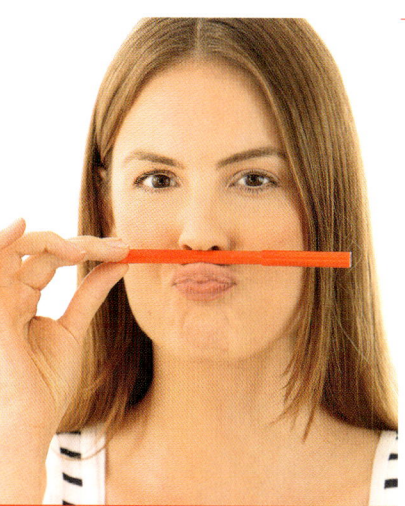

▶ Legen Sie einen kleinen Teelöffel zwischen die Lippen und bewegen Sie den Löffelstiel mit den Lippen und dem Unterkiefer auf und ab. Kräftigt den Mundring- und die äußeren Flügelmuskeln.
···▷ Seite 71

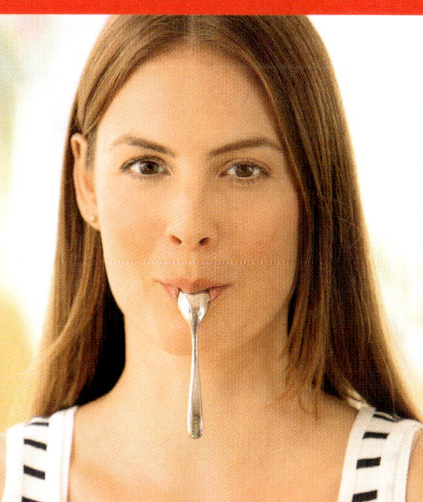

▲ Legen Sie einen Bleistift quer über die Oberlippe, halten Sie ihn mit den Fingern fest und versuchen Sie, die Oberlippe hochzuziehen. So trainieren Sie den Oberlippenheber.
···▷ Seite 70

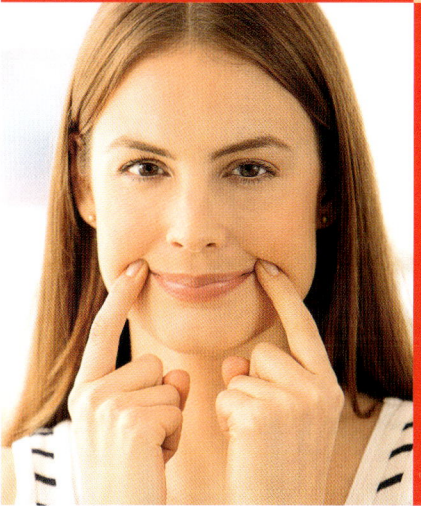

◄ Dem Lachmuskel auf der Spur: Legen Sie die Zeigefinger an die Mundwinkel und pressen Sie die Lippen aufeinander. Dabei die Mundwinkel weit auseinanderziehen.
···▷ Seite 75

▶ Für ein strahlendes Lächeln: Ziehen Sie die Mundwinkel zu den Ohren hoch, als wollten Sie sie berühren. Die Finger an den Augenwinkeln und Mundwinkeln verhindern Falten.
···▷ Seite 78

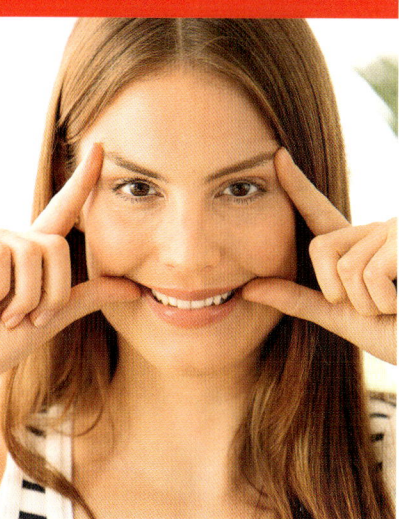

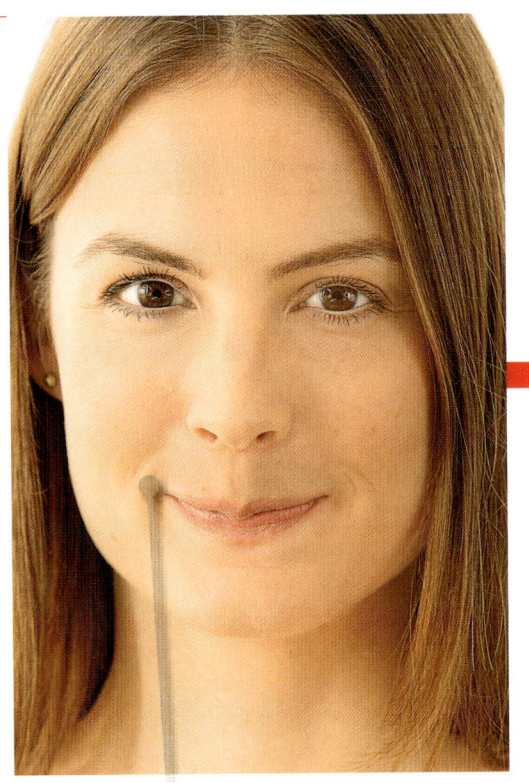

Nasolabialfalten und Lippenfältchen glätten

1. ÜBUNG a) Pressen Sie die Lippen so fest wie möglich zusammen. Sie können dabei die Mittel- oder Zeigefinger an die Mundwinkel legen, da, wo die Falten entstehen. Spüren Sie, wie der Mundschließmuskel (s. Abb. 1a, Nr. 6, Umschlagklappe) sich anspannt. Locker lassen und der Entspannung nachfühlen.

b) Wie a), aber schieben Sie dieses Mal einen Korken zwischen die Lippen. Die Hände dürfen dabei locker auf dem Schoß ruhen. Pressen Sie die Lippen auf den Korken. Die Oberlippenhaut bleibt dabei straff. Erspüren Sie die Anspannung rund um den Mund. Nach etwa 6 Sekunden die Spannung lösen, den Korken aus dem Mund nehmen und der Entspannung nachspüren. Mit jeder Wiederholung wird der Mundbereich in der Entspannungsphase noch wärmer und besser durchblutet.

c) Legen Sie den Korken längs zwischen die Lippen (das schmale Ende zeigt nach vorne) und beide Zeigefinger rechts und links an die Mundwinkel. Ziehen Sie dann die Mundwinkel nach außen. Etwa 4 Sekunden die Spannung halten, dann wieder locker lassen, 2- bis 4-mal wiederholen. Dann den Korken entnehmen, die Hände locker in den Schoß legen und der Entspannung nachspüren. – Diese Übung sorgt für eine straffe Oberlippenhaut und für straffe Wangen, denn der Wangenmuskel, auch Lachmuskel genannt, wird gekräftigt, der die Mundwinkel nach außen zieht.

TIPP

Sie können den Korken der Länge nach, aber auch quer zwischen die Lippen nehmen. Wechseln Sie einfach hin und wieder ab.

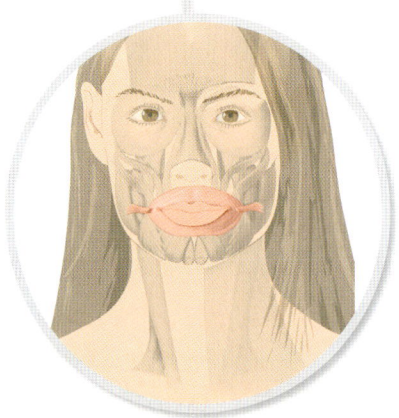

2. ÜBUNG Nehmen Sie den Korken zuerst längs zwischen die Lippen. Pressen Sie ihn mit den Lippen zusammen und schieben Sie ihn dann (ohne Mithilfe der Finger) hin und her, nach rechts und links. Nach einigen Wiederholungen klopfen Sie die Wangen und den Bereich der Kiefergelenke mit flachen Fingern locker aus. Mund und Unterkiefer bleiben dabei ganz entspannt. Die Übung mit dem Korken quer zwischen den Lippen wiederholen.

a) Legen Sie einen Korken längs zwischen die Lippen. Dann beide Zeigefinger an die Mundwinkel und die Daumen unter das Kinn legen (um Falten zu vermeiden). Ziehen Sie nun beide Mundwinkel nach außen. Halten Sie die Spannung 4–6 Sekunden, dann die Lippen entspannt zurückgleiten lassen. 3- bis 4-mal wiederholen, dann den Korken aus dem Mund nehmen, die Hände in den Schoß legen und nachspüren. Bei dieser Übung wird unter anderem der sogenannte Lachmuskel (Musculus risorius) gekräftigt.

b) Wie a), aber dieses Mal versuchen Sie, mit dem Korken im Mund die Mundwinkel wie zu einem Lächeln hochzuziehen.

c) Den Korken wieder längs zwischen die Lippen legen und die Mundwinkel wie zu einem Lächeln nach oben in Richtung Jochbein ziehen. Schauen Sie sich noch einmal die Lage des großen Jochbeinmuskels an, der vom Mundwinkel bis zum Jochbein reicht und die Mundwinkel in Richtung Jochbein hebt. Legen Sie dann beide Daumen rechts und links unter das Kinn, die Mittelfinger dort unter das Jochbein, wo dieser Lachmuskel ansetzt (dies ist nicht unter den Augen, sondern etwas weiter außen). Konzentrieren Sie sich dann auf Ihre Mittelfinger und ziehen Sie die Mundwinkel in deren Richtung. Nach etwa 6 Sekunden werden Sie in diesem Muskel eine deutliche Anspannung spüren. Dann die Spannung lösen und nachspüren.

TIPP

Dies ist eine ausgezeichnete Übung, um die Mundwinkel hochzuziehen und die Wangen zu festigen. Das wirkt Falten entgegen und fördert die gute Laune.

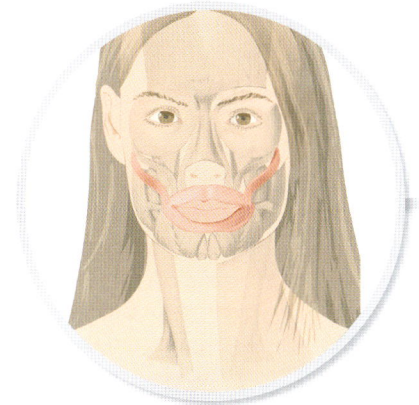

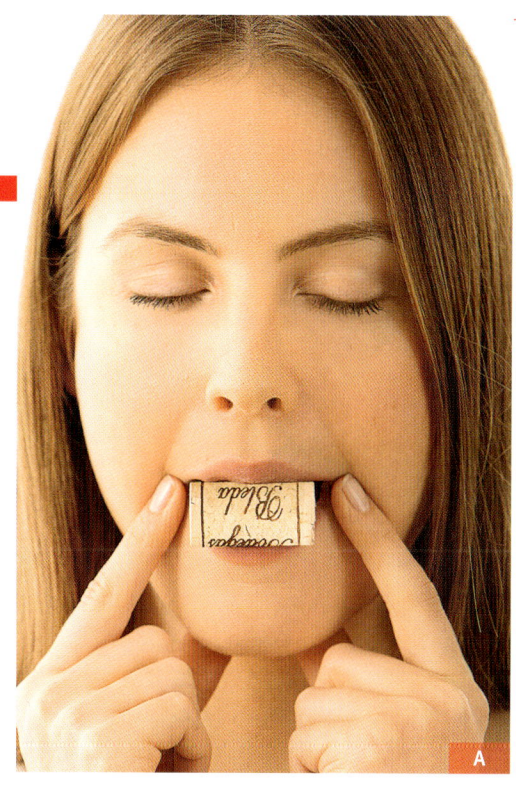

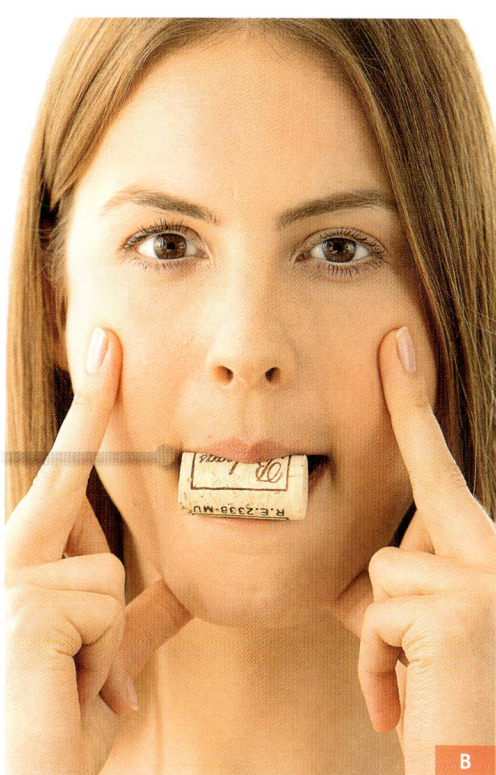

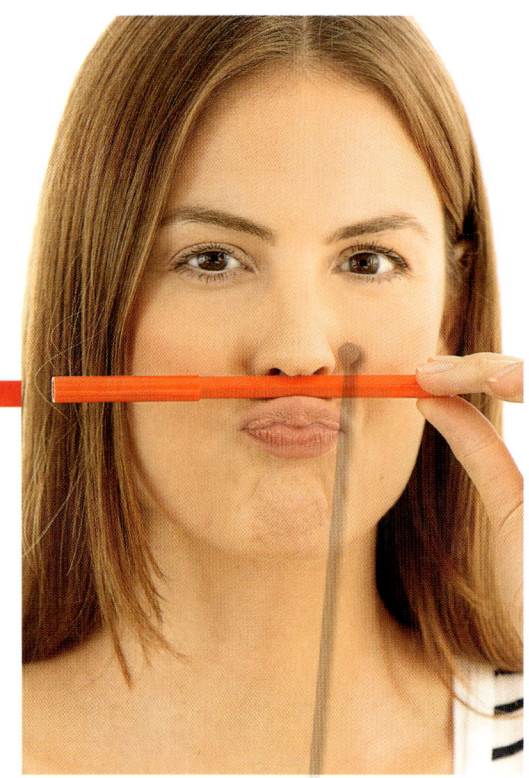

a) Den Mund leicht öffnen. Zeige- und Mittelfinger an **4. ÜBUNG** die Oberseite der Oberlippe legen. Dann versuchen, nur die Oberlippe hochzuziehen. Einzig der Oberlippenhebemuskel (s. Abb. 1a, Nr. 28, Umschlagklappe) zieht sich zusammen. Anschließend entspannen.

b) Legen Sie einen Bleistift quer über die Oberlippe, halten Sie ihn an einem Ende mit 3 Fingern fest und versuchen Sie, die Oberlippe wie bei Übung a) hochzuziehen. Danach die Oberlippe mit beiden Zeigefingern von der Mitte nach außen ausstreichen.

c) Halten Sie einen Bleistift über die Oberlippe und einen weiteren unter die Unterlippe. Versuchen Sie, während die Kauflächen der Zähne sich berühren, den oberen Bleistift mit der Oberlippe nach oben und den unteren mit der Unterlippe nach unten wegzudrücken. Dabei rollen Sie die Lippen um die Stifte und öffnen sie allmählich immer mehr gegen den Widerstand der Bleistifte. Die Lippen nehmen am Ende der Bewegung eine rechteckige Form ein. Es fühlt sich an, als öffneten sie sich wie 2 Blütenblätter.

Spüren Sie die Spannung im gesamten Mund- und Lippen- sowie teilweise im Kinn- und Halsbereich. Nach 6 Sekunden die Spannung langsam loslassen und diese Gesichtspartien bewusst entspannen.

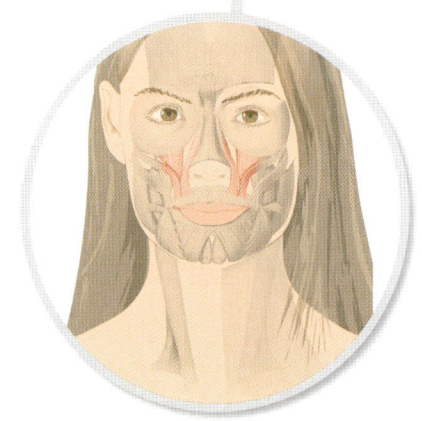

Ziehen Sie die Oberlippe über die Unterlippe. Die Span- **5. ÜBUNG** nung halten. Spüren Sie die Anspannung im Mundwinkel? Dann locker lassen und der Entspannung nachfühlen.

a) Spitzen Sie die Lippen, als ob Sie pfeifen wollten. **6. ÜBUNG**
Drücken Sie die Mundwinkel fest zusammen und spüren Sie die Spannung rund um den Mund. Dann die Spannung loslassen und dem gelösten Zustand nachspüren. Die Lippen müssen nicht ganz zusammenkommen; es darf ein kleiner Spalt frei bleiben. Bei dieser Übung geht es vor allem um die Kräftigung des seitlichen Backenmuskels (Musculus buccinator).

TIPP

Um Oberlippenfältchen zu vermeiden, können Sie beide Zeigefinger auf die Oberlippe legen. Noch besser: Mit den Zeigefingern auf der Oberlippe leicht nach außen ziehen.

b) Wie a), jedoch dazu die Nasenflügel zusammenpressen. Achten Sie auf die Spannung im Nasenflügelmuskel (s. Abb. 1a, Nr. 26, Umschlagklappe).

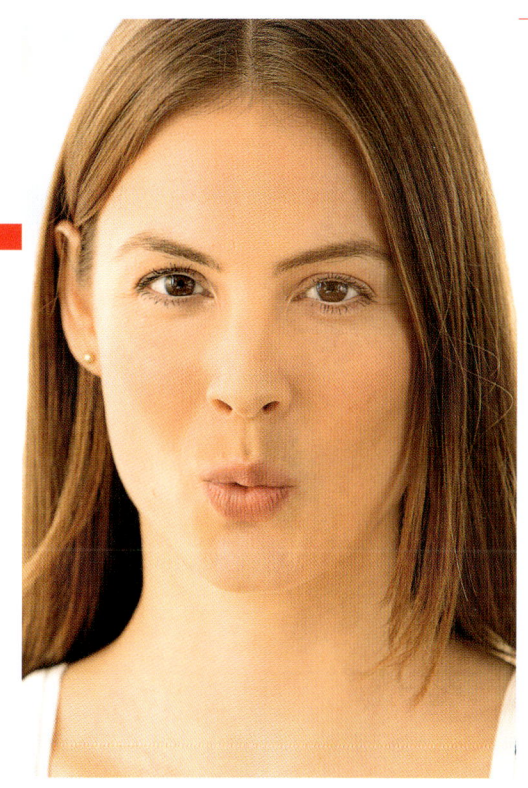

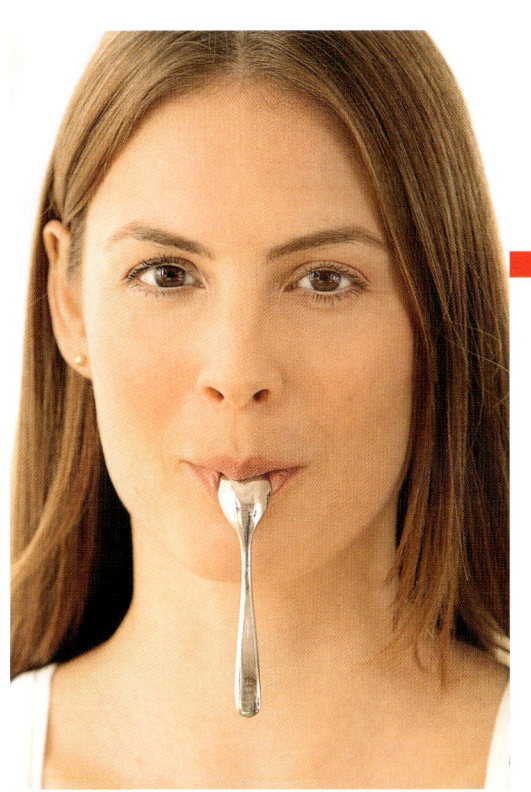

7. ÜBUNG Legen Sie einen kleinen Teelöffel, am besten einen Espressolöffel, zwischen die Lippen, sodass der Löffelstiel nach vorne zeigt. Der Löffelrücken liegt an der Oberlippe, die hohle Seite an der Unterlippe. Bewegen Sie den Löffelstiel mit den Lippen und dem Unterkiefer auf und ab. Dabei schiebt sich der Unterkiefer etwas vor und wieder zurück. Neben dem Mundringmuskel kräftigen sich die äußeren Flügelmuskeln, die den Unterkiefer nach vorne schieben.

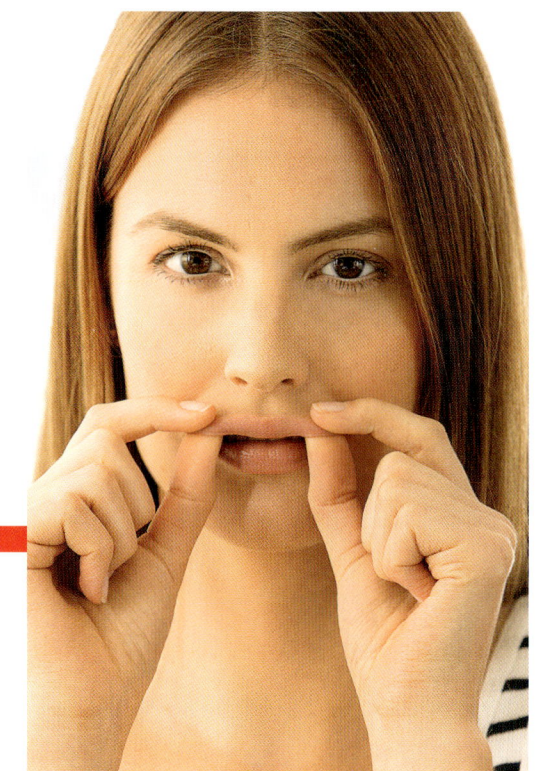

8. ÜBUNG

Nehmen Sie Ihre Oberlippe beidseits zwischen Daumen und Zeigefinger. Dehnen Sie die Oberlippe ein wenig nach außen unten. Versuchen Sie dann, gegen den Widerstand der festhaltenden Finger die Oberlippe zurückzuziehen. Nach einigen Sekunden loslassen und entspannen.

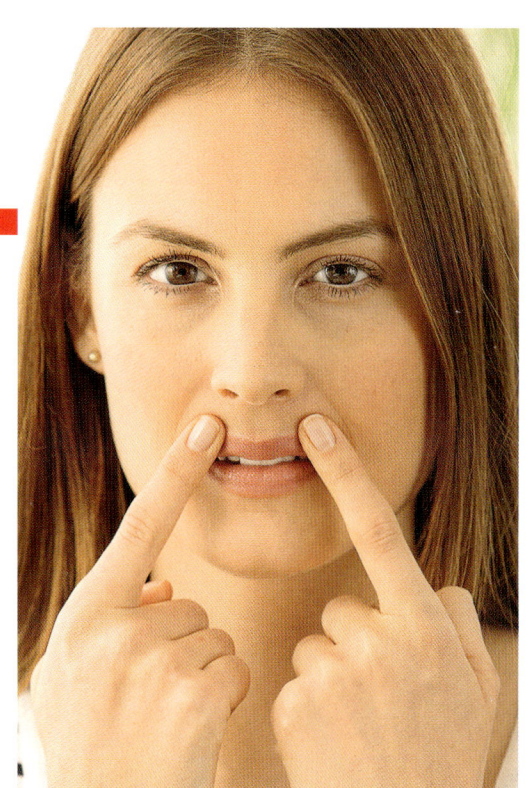

9. ÜBUNG

Gute Übung gegen Oberlippenfältchen: Öffnen Sie den Mund ein wenig und legen Sie Mittel- oder Zeigefinger beider Hände auf die Oberlippe. Drücken Sie zuerst die Finger auf der Oberlippe etwas nach außen, sodass sich die Haut spannt (und bei Bedarf entkräuselt). Halten Sie diese Spannung 6 Sekunden. Dann öffnen Sie den Mund ein wenig weiter und drücken die Oberlippe gegen die oberen Zähne. Die Spannung 6–10 Sekunden halten, dann entspannen und mit den Mittelfingern die Oberlippe jeweils von innen nach außen ausstreichen.

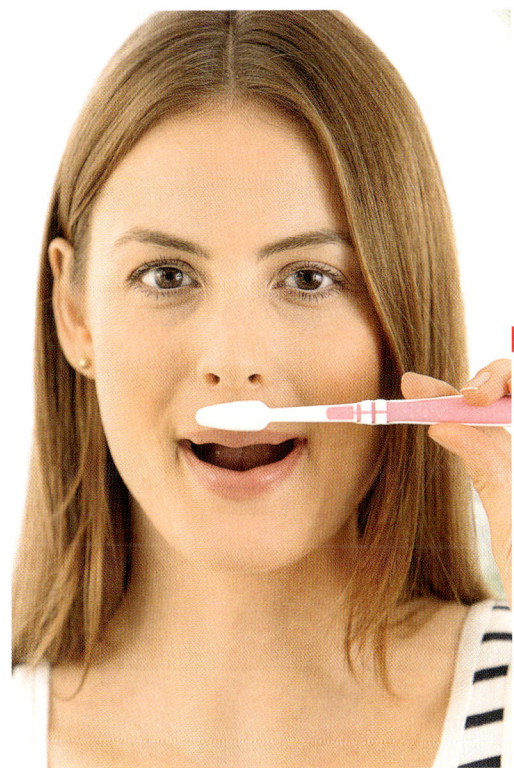

10. ÜBUNG Nehmen Sie eine weiche Zahnbürste mit kurzem Kopf in eine Hand. Dann die Oberlippe straff über die Zähne ziehen und mit der Zahnbürste den gesamten Oberlippenbereich von oben nach unten sanft (!) ausbürsten.

Wie oben, aber dieses Mal mit der weichen Zahnbürste **11. ÜBUNG** von der Mitte der Oberlippe nach außen kleine spiralförmige Kreise machen; abwechselnd zur rechten und linken Seite hin.

Tipp

Kräftigen Sie zuerst den Mundringmuskel, indem Sie die auseinandergezogenen Lippen 6–10 Sekunden aufeinanderpressen, diese Übung 6- bis 10-mal wiederholen und danach den Oberlippenbereich wie oben angegeben mit der Zahnbürste sanft ausstreichen. Auch diese Kombination wirkt sehr gut gegen Oberlippenfältchen.

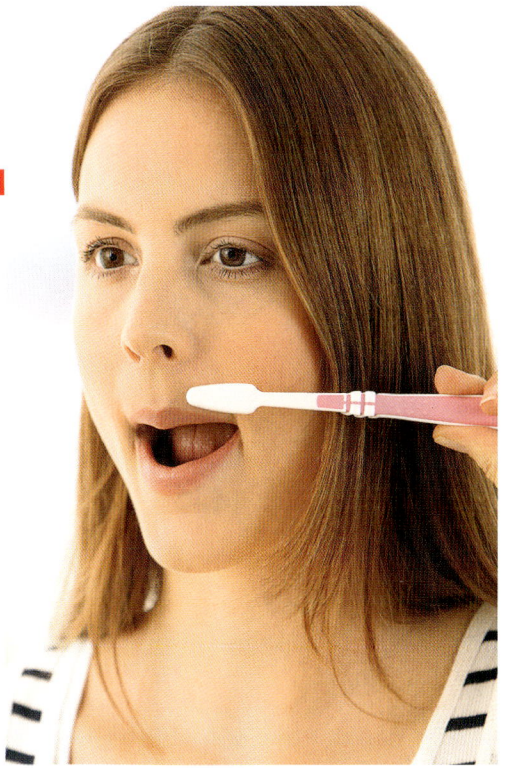

Sprechen Sie nacheinander deutlich die Laute A – O – **12. ÜBUNG** E – U – Mmmm…; den letzten Ton klingen lassen und die Vibrationen im Lippen- bzw. Mundbereich spüren.

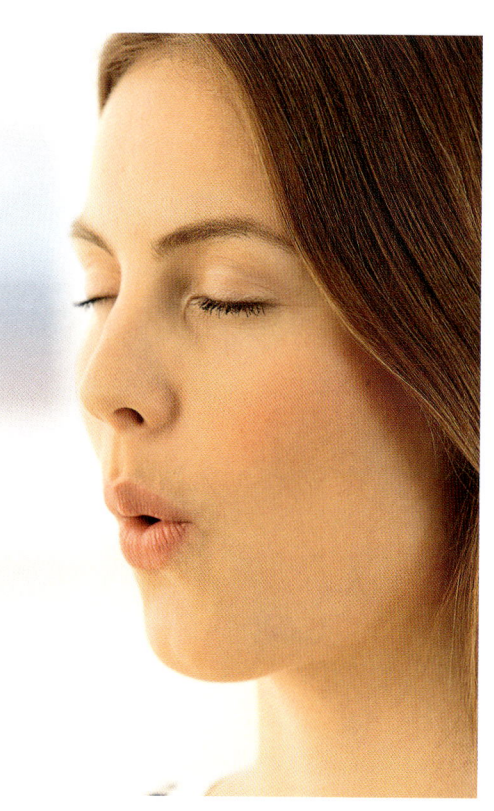

a) Atmen Sie durch die Nase ein und dann langsam und so lange Sie können auf „Mmmm…" wieder aus. Konzentrieren Sie sich dabei besonders auf die feinen Vibrationen im ganzen Gesicht. Wenn Sie wollen, schließen Sie dabei die Augen. Falls Sie eine Falte besonders stört, z. B. die Sorgenfalte zwischen den Augenbrauen, versuchen Sie, dort die Vibrationen besonders zu spüren.

b) Konzentrieren Sie sich bei jeder Einatmung auf die Gesichtspartie, die Sie glätten wollen, und stellen Sie sich dabei vor, wie Sie Sauerstoff und Energie dort hinatmen und wie sich beim Ausatmen auf „Mmmm…" dort die Muskulatur entspannt und das Gewebe entschlackt wird.

c) Während Sie auf „Mmmm…" ausatmen, das ganze Gesicht oder auch nur eine Partie, die Ihnen besonders wichtig ist, leicht und locker mit den Fingerkuppen ausklopfen.

a) Sagen Sie einige Male hintereinander: „Mmmaaa … **13. ÜBUNG** mmmaaa…". Beim „Mmm" die Lippen breit und fest aufeinanderdrücken, beim „Aaaa…" den Mund weit öffnen.

b) Sagen Sie einige Male hintereinander ganz schnell: „Mamama…" und bewegen Sie dabei die breitgezogenen Lippen rasch auf und ab.

c) Wiederholen Sie Übung b) 5-mal (oder auch mehr) und öffnen Sie beim letzten „Ma" den Mund weit. Danach Mund(-winkel) und Wangen ausklopfen.

Für einen schönen Mund

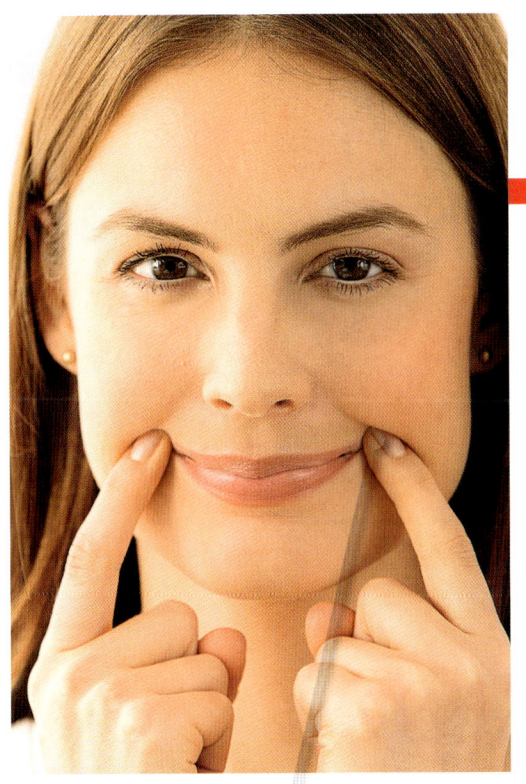

14. ÜBUNG a) Legen Sie die Zeigefinger c-förmig (über die Nasolabialfalte) an die Mundwinkel, damit sich dort keine Falten bilden. Dann die Lippen aufeinanderpressen und die Mundwinkel weit auseinanderziehen. Spüren Sie, wie der Lachmuskel (s. Abb. 1b, Nr. 25, Umschlagklappe) sich zusammenzieht. Dann entspannen und der Übung nachspüren.

b) Wieder die breit gezogenen Lippen aufeinanderpressen, dann abwechselnd die Mundwinkel nach außen ziehen, als würden die Lippen hin und her geschaukelt. Rechten Mundwinkel nach rechts ziehen, Spannung halten, locker lassen, dann linke Seite üben. Diese Übung strafft die Wangen.

c) Wie Übung b), jedoch jetzt die Mundwinkel abwechselnd seitlich hochziehen.

d) Wie c), jedoch mit leicht geöffnetem Mund.

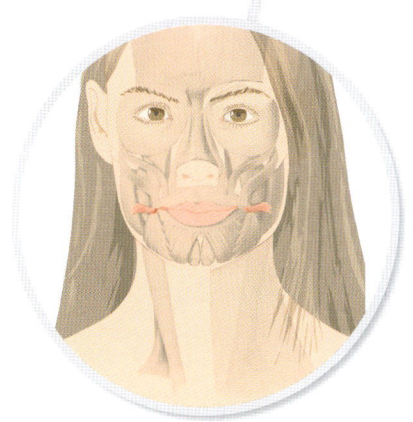

15. ÜBUNG a) Die Lippen zusammenpressen. Schaukeln Sie dann die Lippen 10- bis 20-mal hoch zur Nase und nach unten zum Kinn, dann entspannen. Mundpartie sanft ausklopfen.

b) Schaukeln Sie einige Male hintereinander die Lippen hoch und runter, dann die Mundwinkel nach rechts und links zur Seite.

16. ÜBUNG Schließen Sie den Mund zu einem Kussmund und führen Sie mit den gespitzten Lippen kleinere und größere Kreise aus, links und rechts herum. (Natürlich sind dabei keine sehr großen Kreise möglich.) Danach die Oberlippe mit den Zeigefingern von innen nach außen ausstreichen.

Tipp

Legen Sie einen Korken zwischen die Lippen und führen Sie dann die Kreise aus. So entstehen keine Falten auf der Oberlippe.

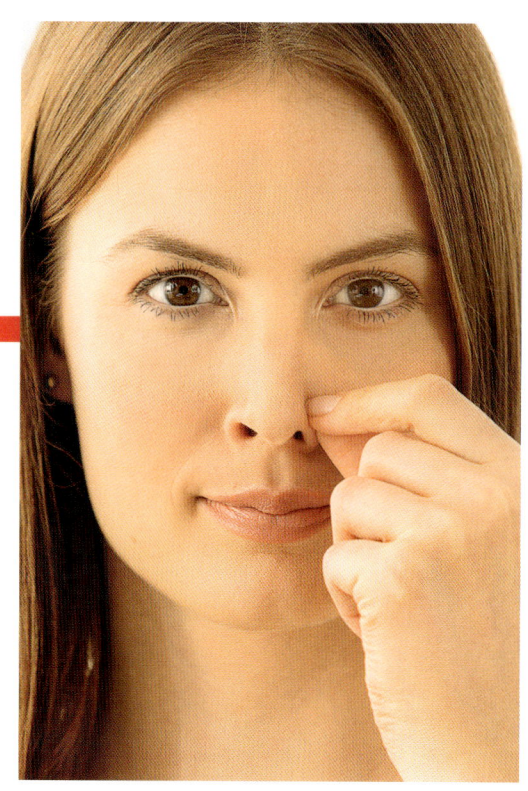

Legen Sie Daumen und Zeigefinger einer Hand links an **17. ÜBUNG** die Nasenwände wenig oberhalb der Nasenöffnung. Spannen Sie dann die Nasenflügel an, indem Sie sie zusammenpressen. Dabei spannt sich der Nasenmuskel (Musculus nasalis) an. Dann die Spannung loslassen und für kurze Zeit gelöst der Mund- und Nasenmuskulatur nachspüren.

Blähen Sie die Nasenflügel auf, rümpfen Sie die Nase **18. ÜBUNG** und ziehen Sie dabei die Oberlippe nach oben. Um Faltenbildung zu verhindern, können Sie die Zeigefinger auf den Verlauf des Oberlippenhebemuskels legen, der vom unteren Rand der Augenhöhle zur Nasenlippenfurche zieht.

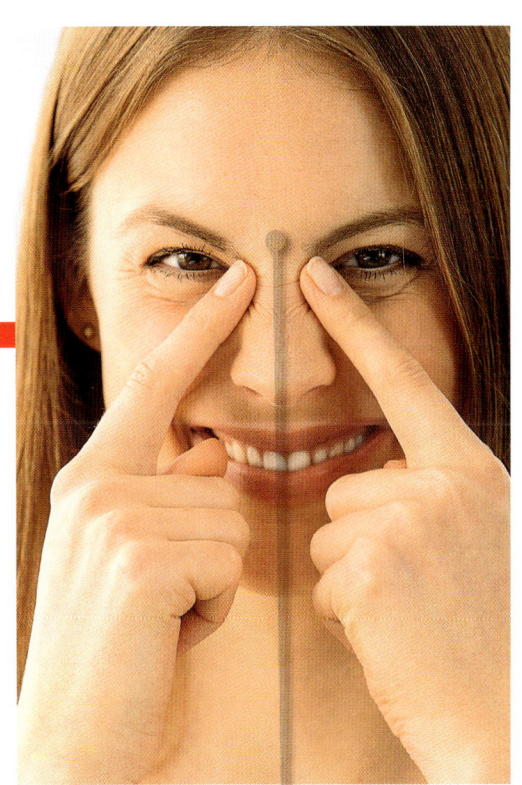

a) Rümpfen Sie die Nase, als würden Sie etwas Unan- **19. ÜBUNG** genehmes riechen. Beachten Sie dabei die tiefe Falte, die quer über der Nasenwurzel entsteht. Der Muskel, der u. a. für das Naserümpfen verantwortlich ist und die Haut der Stirn und der Augenbrauen herunterzieht, heißt „Stirnhauterabzieher" (Abb. 1a, Nr. 35, Umschlagklappe). Legen Sie während der Anspannungsphase beide Zeigefinger an die Stelle der Nasenwurzel, an der sich Falten bilden. Dann die Spannung langsam loslassen und dem soeben angespannten Muskel nachspüren. Lassen Sie dem Muskel genügend Zeit, sich gut zu entspannen. Beachten Sie auch, wie die Haut darüber jetzt gut durchblutet, glatt und weich ist.

b) Legen Sie die Zeige- und Mittelfinger der rechten Hand an die Nasenflügel, sodass die Nase dazwischen liegt. Die Zeige- und Mittelfinger der linken Hand legen Sie über die Nasenwurzel. Rümpfen Sie nun die Nase und ziehen Sie bewusst gegen den Widerstand der Finger die Stirn herunter. Die Spannung halten, dann locker lassen. Nehmen Sie sich viel Zeit, der Entspannung und Lösung nachzuspüren. Lernen Sie, den Stirnhauterabzieher wahrzunehmen, ihn im Alltag nicht zu oft anzuspannen und ihn aktiv zu entspannen.

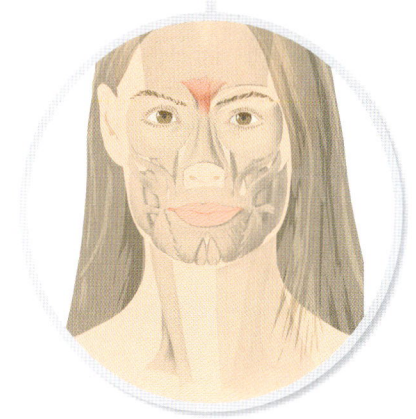

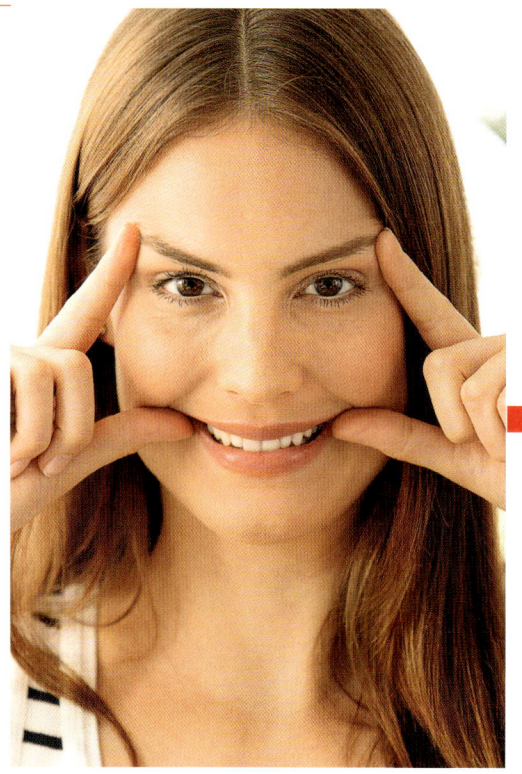

20. ÜBUNG Setzen Sie Ihr strahlendstes Lächeln auf. Ziehen Sie dabei die Mundwinkel zu den Ohren hoch, als wollten Sie sie berühren. Der Mund ist dabei leicht geöffnet, sodass man die obere Zahnreihe sieht. Sie spüren nun deutlich die Anspannung im großen Jochbeinmuskel (s. Abb. 1a, Nr. 31, Umschlagklappe). Kneifen Sie die Augen nicht zusammen. Um Falten zu vermeiden, legen Sie die Daumen an die Mundwinkel und die Zeigefinger an die äußeren Augenwinkel. Nach etwa 6 Sekunden Anspannung entspannen.

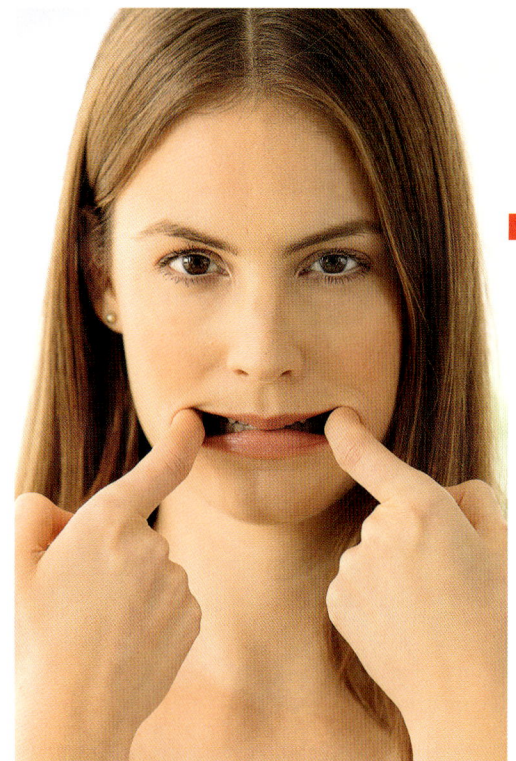

21. ÜBUNG Legen Sie bei leicht geöffnetem Mund die Zeigefinger von innen an die Mundwinkel, die Sie kräftig gegen den Widerstand der Finger nach innen ziehen. Dann locker lassen. Diese Übung kräftigt den Wangenmuskel (s. Abb. 1b, Nr. 7, Umschlagklappe). Außerdem werden die Oberlippenfältchen geglättet, wenn Sie gleichzeitig die Oberlippe bewusst nach unten ziehen.

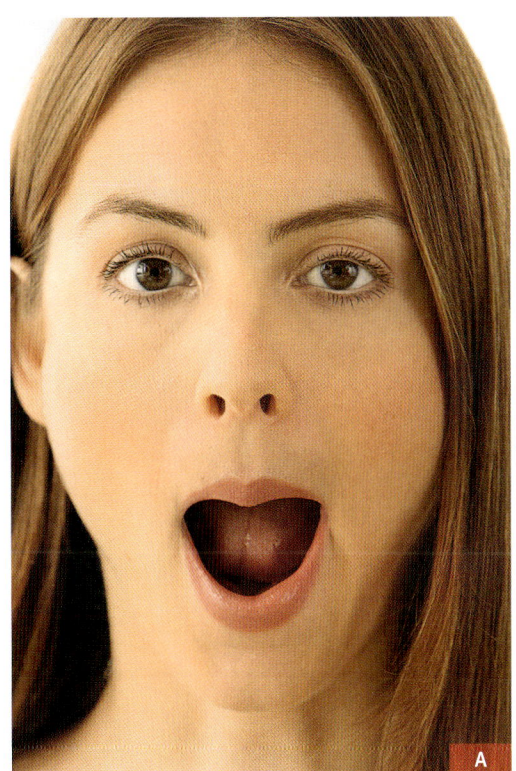

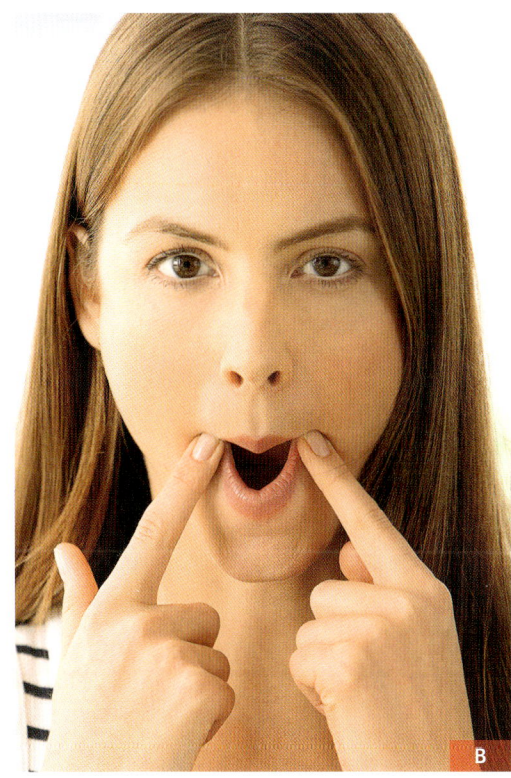

22. ÜBUNG a) Sagen Sie „Aaaa", wobei Sie den Mund weit öffnen und die Lippen über die Zähne ziehen. Lassen Sie den Mund in dieser Position, während Sie sich vorstellen, dass Sie ihn schließen wollten (isometrische Anspannung).

b) Wie a), jedoch außerdem die Zeigefinger an die Mundwinkel legen und die Mundwinkel gegen die Zähne drücken. Spüren Sie die Wangenmuskeln?

Übungen für die Wangen

Feste Wangen sorgen für ein junges, vitales Aussehen. Aber im Laufe des Lebens kann die Haut im Wangenbereich schon mal ein bisschen absacken. Deshalb ist es wichtig, die Haut in diesem Bereich zu straffen, z.B. indem Sie die Wangen aufblasen und die Luft von einer Wangenseite zur anderen hin und her schieben oder die Wangen mit flachen Fingern leicht beklopfen. Das regt die Durchblutung der Haut besonders gut an.

Ganz wichtig für den Wangenbereich sind die Lächelübungen, denn der Alltag bewirkt bei vielen Menschen, dass die Mundwinkel eher herabhängen. Und gemeinsam mit den Mundwinkeln wandern dann auch die Wangen nach unten. Durch die geeigneten Übungen können wir das Gegenteil bewirken und die Mundwinkel nach oben ziehen. Der Effekt: Die Wangen straffen sich, wirken voller und lassen das Gesicht positiver und ansprechender wirken. Die gesamte Gesichtskonstruktion erhält durch feste Wangen und angehobene Mundwinkel mehr Halt und Stütze.

Auch für die Schläfenregion gibt es einige Übungen. Sie sind besonders für Menschen, die häufig unter Kopfschmerzen leiden, interessant.

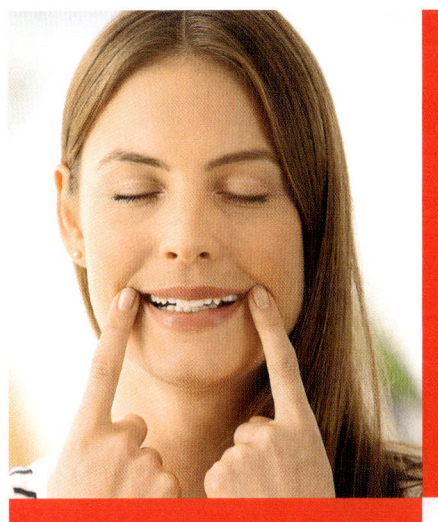

◀ Lächeln Sie und ziehen Sie dabei die Mundwinkel nach oben in Richtung Jochbein. So verhindern Sie, dass die Mundwinkel mit den Jahren nach unten wandern.
⋯⟩ Seite 82

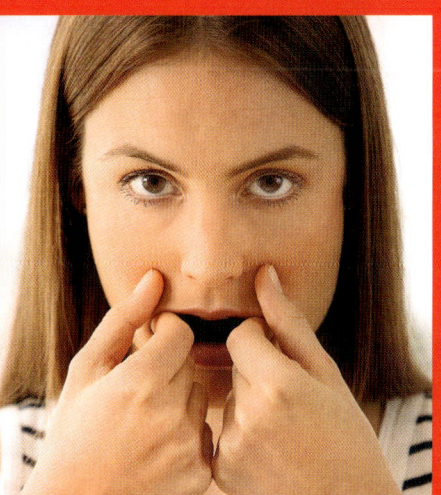

◀ Streicheleinheit für die Wangen: Streichen Sie mit den Daumen die Nasolabialfalte von unten nach oben aus. Dabei gibt der Zeigefinger im Mund sanften Gegendruck.
⋯⟩ Seite 84

▶ Beißen Sie die Zähne zusammen und ertasten Sie die Kau- und Schläfenmuskulatur. Entspannung in diesem Bereich beugt Kopfschmerzen vor und fördert die Konzentration.
⋯⟩ Seite 88

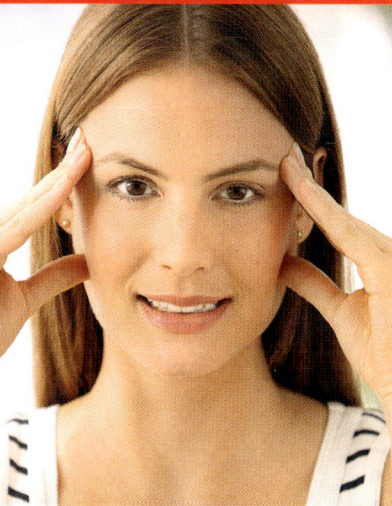

Die Wangen festigen

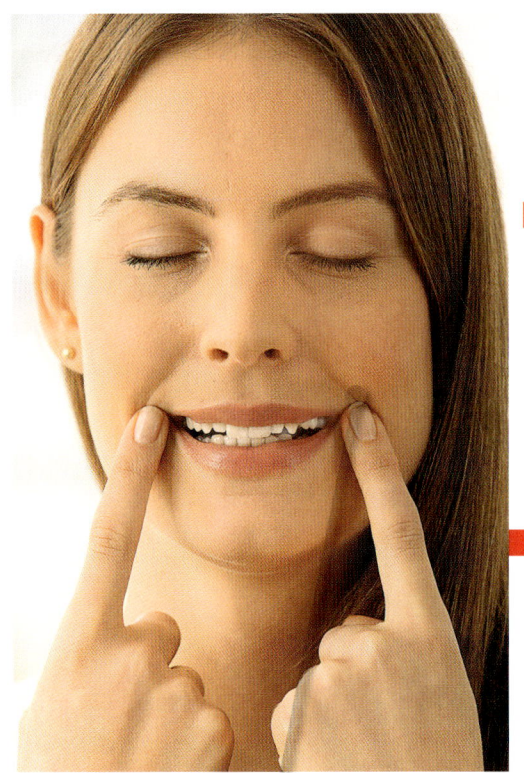

1. ÜBUNG a) Betrachten Sie zunächst die Lage und den Verlauf der Mundwinkelherabzieher (s. Abb. 1a, Nr. 23, Umschlagklappe). Dann legen Sie beide Zeigefinger an die Mundwinkel und ziehen Sie sie nach unten.

b) Sobald Ihnen die anfangs schwierige Übung gut gelingt, versuchen Sie, abwechselnd den rechten und den linken Mundwinkel herunterzuziehen.

2. ÜBUNG Dies ist sicher eine der wichtigsten Übungen in der Gesichtsgymnastik. Viele Menschen neigen dazu, mit den Jahren die Mundwinkel eher nach unten hängen zu lassen. Diese Übung bewirkt das Gegenteil. Dadurch nimmt nicht nur die innere Ausstrahlung zu, sondern das Gehirn wird dazu veranlasst, Serotonin, also Wohlfühlhormone, auszuschütten.

Lächeln Sie und ziehen Sie dabei die Mundwinkel nach oben in Richtung Jochbein (s. Abb. 1a, Nr. 31, Umschlagklappe). Die Lippen dürfen dabei ein wenig geöffnet sein. Legen Sie die Zeigefinger dorthin, wo sich neben den Mundwinkeln Falten bilden. Halten Sie die Anspannung 4–6 Sekunden, später gerne auch 6–8 Sekunden. Dann die Augen schließen, entspannen und fühlen. Haben Sie das Gefühl, dass die Mundwinkel immer noch nach oben ziehen?

Tipp

Vorbild Clown: Stellen Sie sich bei dieser Lächelübung einen Clown mit seinem breiten Lächeln vor, dann gelingt es leichter, die Mundwinkel nach oben zu ziehen.

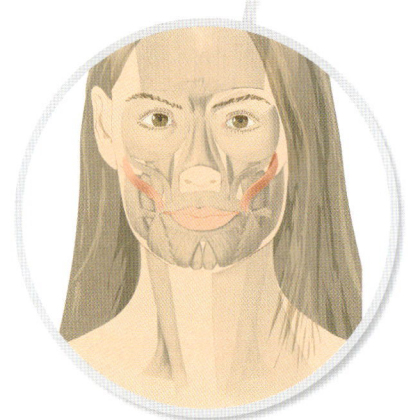

3. ÜBUNG

Jetzt verbinden Sie die Übungen 1 und 2: Ziehen Sie die Mundwinkel nach unten und halten Sie die Spannung 2–4 Sekunden. Dann die Mundwinkel wie zu einem Lächeln hochziehen und aufs Neue die Spannung halten, jedoch diesmal für 4–8 Sekunden. Dann die Spannung lösen und spüren, wie dieser Bereich „auseinanderfließt" und gut durchblutet ist.

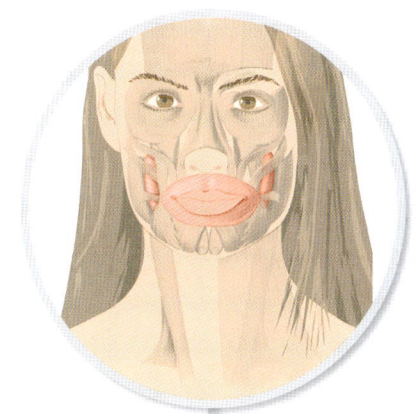

TIPP

Betonen Sie immer eher das Mundwinkelhochziehen. Machen Sie diese Übung besonders oft, das schafft einen freundlichen Gesichtsausdruck und vermeidet, dass die Mundwinkel absinken.

4. ÜBUNG

a) Ziehen Sie die Ober- und Unterlippe straff über die Zähne nach innen. Spüren Sie die Dehnung im Oberlippen- und Kinnbereich. Gleichzeitig wird der Mundringmuskel gekräftigt.

b) Wie Übung a), aber aus dieser Stellung heraus zusätzlich die Mundwinkel seitlich gegen die Zähne pressen. Das kräftigt besonders den Wangenmuskel.

c) Wie Übung a), aber außerdem die Mundwinkel zur Seite oder nach oben ziehen.

d) Erneut die Lippen über die Zähne ziehen und vor allem die Unterlippe nach innen saugen. Achten Sie darauf, wie glatt das Kinn wird. Beim Saugen spannen sich der Wangenmuskel und die Mundbodenmuskulatur an.

TIPP

Nach dem Entspannen Mund, Mundwinkel, Wangen und Kinn ausklopfen. Wenn der gesamte Mundbereich entspannt ist, Oberlippe, Mundwinkel, Wangen und Kinn sanft mit den Fingerkuppen abklopfen.

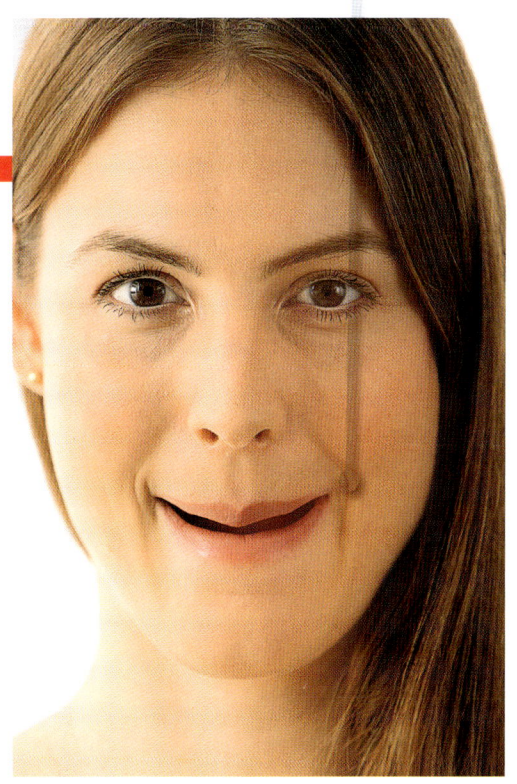

5. ÜBUNG

Legen Sie die Zeigefinger von innen und die Daumen von außen an die Mundwinkel. Während die Zeigefinger innen auf der Mundschleimhaut fest liegen bleiben, streichen Sie mit den Daumen auf beiden Seiten die Nasolabialfalte von unten nach oben aus. 10- bis 20-mal wiederholen.

Variation: Legen Sie den Daumen der rechten Hand in Ihren linken Mundwinkel. Streichen Sie dann mit dem Mittelfinger außen auf der Wange die Nasolabialfalte einige Male von unten nach oben aus. Dann gegengleich üben.

Tipp

Ideal ist die Kombination aus den letzten beiden Übungen. Machen Sie Übung 4 zuerst 4- bis 6-mal, anschließend Übung 5. Dann entspannen und anschließend Mund, Wangen und Kinn ausklopfen.

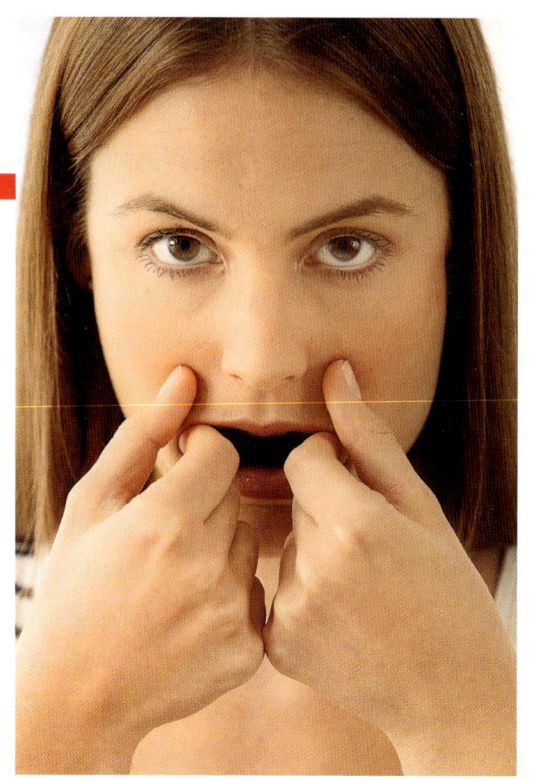

6. ÜBUNG

Legen Sie die Zeigefinger c-förmig von den Nasenflügeln zu den Mundwinkeln genau auf die Nasolabialfalten. Die Daumen liegen auf dem Unterkieferwinkel. Pressen Sie nun die Lippen fest gegeneinander und ziehen Sie die Mundwinkel seitlich hoch. Spüren Sie die Anspannung unter Ihren Fingern. Danach pressen Sie die Finger fest auf die Nasolabialfalten und schieben die Finger leicht zum Ohr hin. Gegen diesen Widerstand schieben Sie nun die Mundwinkel nach innen, ohne die Lippen zu kräuseln. Es findet also keine große Bewegung statt, sondern mehr eine isometrische Anspannung. Dadurch werden Oberlippenfältchen vermieden. Danach entspannen. Mundwinkel und Oberlippe ausklopfen. Diese Übung kräftigt die Wangen, hebt die Mundwinkel an und glättet die Nasolabialfalten.

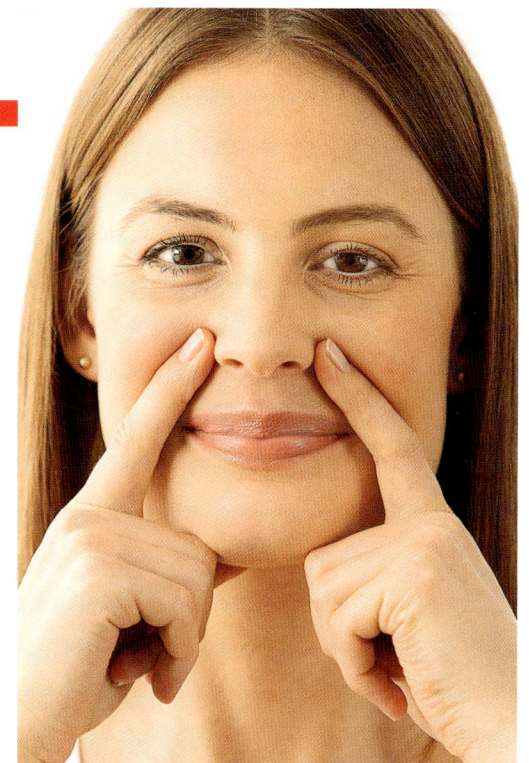

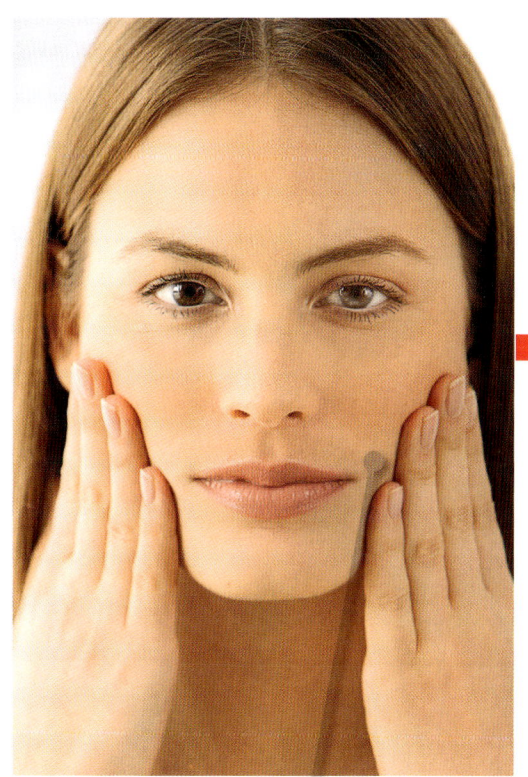

7. ÜBUNG a) Legen Sie die Finger beider Hände flach auf die Wangen und schieben Sie sie leicht nach außen in Richtung Ohr. Gegen diesen Widerstand ziehen Sie die Mundwinkel nach innen, ohne die Lippen zu kräuseln und den Mund zu spitzen. Spüren Sie die Anspannung im Wangenmuskel. Dann locker lassen und bewusst entspannen.

b) Noch wirkungsvoller: Gleiche Übung wie oben, aber zusätzlich die eher breite Ober- und Unterlippe gegen die Zähne drücken.

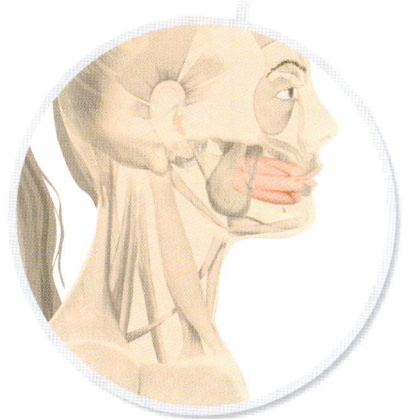

8. ÜBUNG Ausgezeichnet für die Kräftigung des Mundringmuskels und zur Glättung der Oberlippenfältchen ist diese Korkenübung.

a) Schieben Sie einen Korken zwischen Ober- und Unterlippe und pressen Sie die Lippen kräftig auf den Korken. Sie werden die Spannung schnell spüren. Nach etwa 6 Sekunden entspannen.

b) Um die Nasolabialfalten zu mildern, schieben Sie den Korken zwischen die Lippen und legen die Finger auf die Wangen. Während Sie die Wangen sanft zum Ohr hin schieben, ziehen Sie die Mundwinkel gegen diesen Widerstand zusammen.

9. ÜBUNG Den Mund zum Kussmund zuspitzen. Dann öffnen und schließen Sie Ober- und Unterlippe wie die Blütenblätter einer Blume. Spüren Sie die Kontraktion des Oberlippenhebers (s. Abb. 1a, Nr. 28, Umschlagklappe) und des Unterlippenherabziehers (Abb. 1a, Nr. 21, Umschlagklappe).

TiPP

Diese Übung regt die Durchblutung der Haut um den Mund herum an. Wenn jedoch schon Oberlippenfältchen bestehen, lassen Sie die Übung besser aus.

10. ÜBUNG Saugen Sie beide Wangen nach innen, sodass äußerlich ein Spalt bzw. eine kleine Höhlung entsteht. Der Trompeter- bzw. Wangenmuskel drückt die Wangen gegen die Zähne.

11. ÜBUNG a) Blasen Sie die Wangen weit auf. Dann die Luft langsam bei aufeinandergepressten Lippen entweichen lassen. Dabei zieht sich der Trompetermuskel zusammen (s. Abb. 1b, Nr. 7, Umschlagklappe).

b) Wie a), jedoch die Luft kraftvoll ausblasen, sodass die Kontraktion des Trompetermuskels die geschlossene Mundöffnung sprengt.

Durch das Zusammenziehen dieses Muskels kann die Luft auch unter erheblichem Druck ausgestoßen werden, wie z. B. beim Pfeifen oder Blasen eines Musikinstruments – so erhielt dieser Muskel seinen Namen. Mithilfe dieses Muskels werden beim Kauakt seitlich ausgewichene Speiseteilchen wieder unter die Kauflächen der Zähne geschoben.

12. ÜBUNG Blasen Sie die Wangen auf und schieben Sie die Luft von einer Seite zur anderen. 6- bis 10-mal wiederholen, dann eine Zeit lang entspannen.

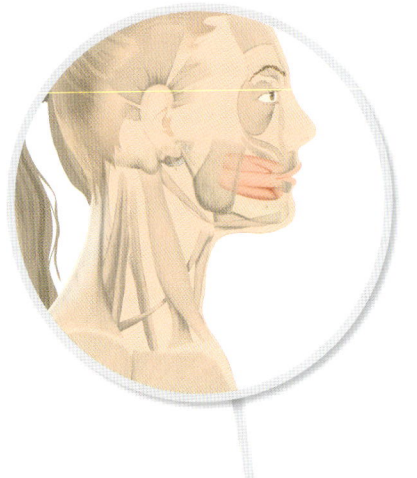

13. ÜBUNG Blasen Sie die Wangen auf und legen Sie die flachen Finger darauf. Versuchen Sie, gegen den Druck der Finger die Spannung in den Wangen zu halten.

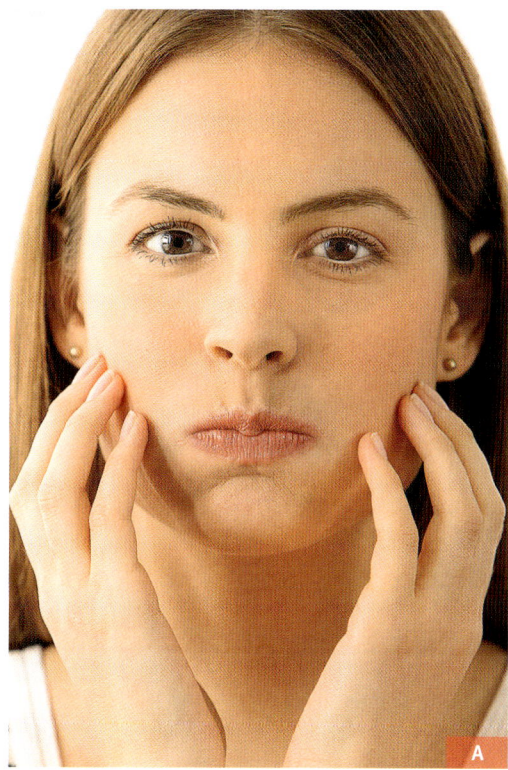
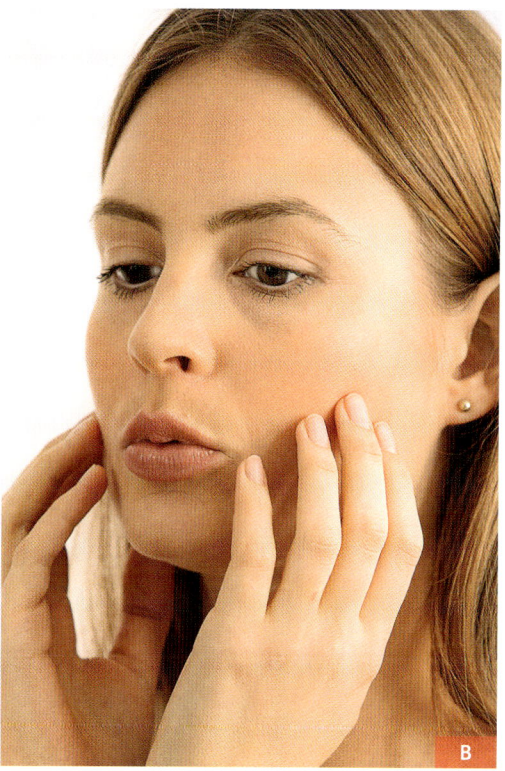

a) Blasen Sie die Wangen auf. Tätscheln und beklopfen **14. ÜBUNG**
Sie dann die prallen Wangen mit den Fingerkuppen. Die Fingergelenke
sind dabei leicht c-förmig gebeugt. Danach entspannen und dem Prickeln in diesem Bereich nachspüren.

b) Die Luft beim Beklopfen der Wangen langsam herauslassen.

a) Blasen Sie dieses Mal den Raum unter der Ober- und **15. ÜBUNG**
Unterlippe auf. Halten Sie die Spannung 8–10 Sekunden, dann entspannen.

b) Schieben Sie die Luft in Minibewegungen einige Male gegen die
geschlossenen Lippen.

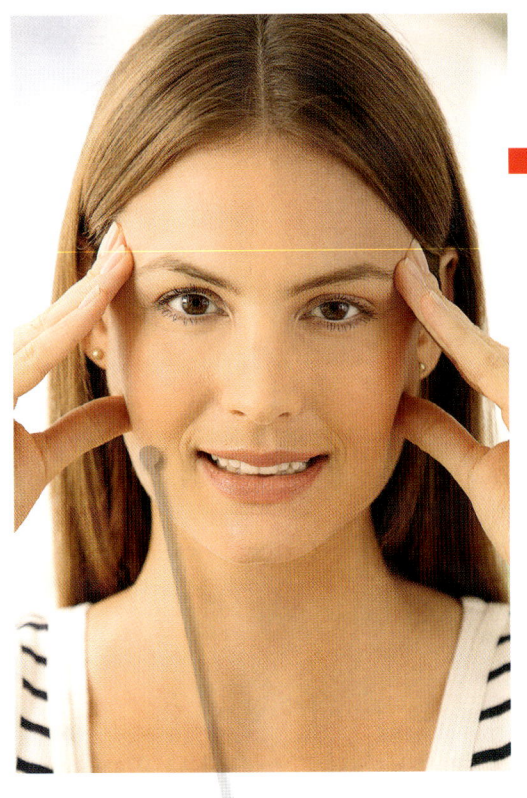

16. ÜBUNG a) Machen Sie übertriebene Kaubewegungen. Nehmen Sie dabei die Anspannung des Kau- und Schläfenmuskels bewusst wahr. Diese „Zubeißermuskeln" heben den Unterkiefer (s. Abb. 1a, Nr. 1 u. Abb. 1b, Nr. 10, Umschlagklappe). Beißen Sie die Zähne zusammen und ertasten Sie mit den Daumen die Kaumuskulatur und mit den mittleren 3 Fingern die Schläfenmuskulatur. Der Kopf darf dabei leicht vorgebeugt sein. Nach einigen Sekunden lassen Sie die Spannung los und konzentrieren sich auf die Entspannung dieser beiden Muskeln. Verspannte Schläfenmuskeln sind eine häufige Kopfschmerzursache und beeinträchtigen die Konzentrationsfähigkeit. Deshalb sollten Sie lernen, die Anspannung in diesen Muskeln bewusst wahrzunehmen, und sich besonders auf deren Entspannung konzentrieren.

b) Gleiche Fingerstellung wie oben, dann zuerst den Daumen 6-mal auf dem Kaumuskel kreisen lassen, danach die mittleren 3 Finger auf dem Schläfenmuskel.

c) Wie b), aber Daumen und Finger kreisen gleichzeitig.

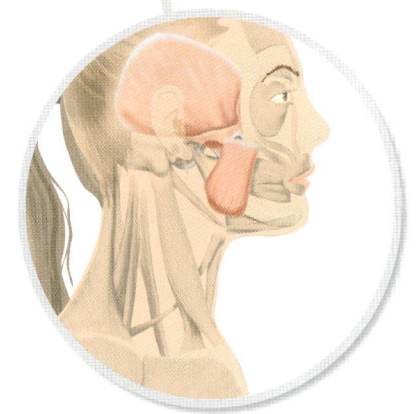

17. ÜBUNG Imitieren Sie die Saugbewegungen eines Babys und nehmen Sie die Anspannung im Wangenbereich bewusst wahr.

18. ÜBUNG a) Wangen weit aufblasen und 6- bis 10-mal die Luft fließend von einer Seite zur anderen hin und her schieben. Entspannen.

b) Anspannung der aufgeblasenen Wange auf einer Seite etwa 6 Sekunden halten, locker lassen, dann die andere Seite üben.

TIPP

Falten an den Mundwinkeln vermeiden Sie, indem Sie die Zeigefinger dort auflegen und nach jeder Übung Fältchen mit den Mittelfingern sanft ausstreichen.

19. ÜBUNG

a) Schieben Sie den Unterkiefer vor. Dabei zieht sich der äußere Flügelmuskel in der Nähe des Kiefergelenks zusammen. Spannung bei dieser Übung nur kurz halten, dann loslassen. Anschließend den Unterkiefer zurückschieben und die Spannung halten. Dabei wird der hintere Teil des Schläfenmuskels aktiviert. Dann entspannen.

b) Wie a), aber in einer fließenden Bewegung den Unterkiefer vor- und zurück schieben. Sie können die Muskelanspannung erfühlen, indem Sie die Daumen unter das Jochbein legen und dann nach oben gegen den Knochen drücken (der äußere Flügelmuskel liegt hinter dem Jochbein). Die Mittelfinger legen Sie auf die hintere Schläfenmuskulatur über dem Ohr.

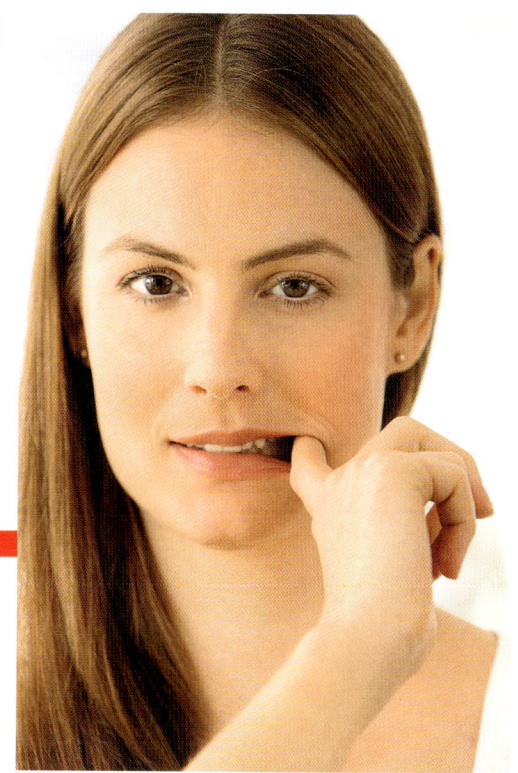

20. ÜBUNG

Diese Übung ist ideal, um den Wangenmuskel zu erspüren und ihn zu kräftigen: Öffnen Sie den Mund und legen Sie den rechten Zeigefinger in Ihren linken Mundwinkel (also auf die Mundschleimhaut). Aktivieren Sie nun den Wangenmuskel, indem Sie gegen den Finger Spannung entstehen lassen. Nach 6–8 Sekunden entspannen. 6- bis 8-mal wiederholen, dann die Seite wechseln.

21. ÜBUNG

a) Halten Sie mit Daumen und Zeigefingern Ihre Oberlippe nahe der Mundwinkel fest und streichen Sie dann mit den Zeigefingern die Oberlippe im äußeren Bereich einige Male von oben nach unten aus. Wandern Sie dann mit den Daumen ein wenig nach innen und wiederholen Sie das Ausstreichen.

b) Legen Sie nun die Daumen in die Mitte der Oberlippe und streichen Sie abwechselnd mit dem rechten und linken Zeigefinger diesen Bereich von oben nach unten aus. Dann mit den Daumen ein wenig weiter nach außen wandern und die Übung wiederholen.

Diese Übungen sind gegen Oberlippenfältchen sehr geeignet.

Übungen für die Augenpartie

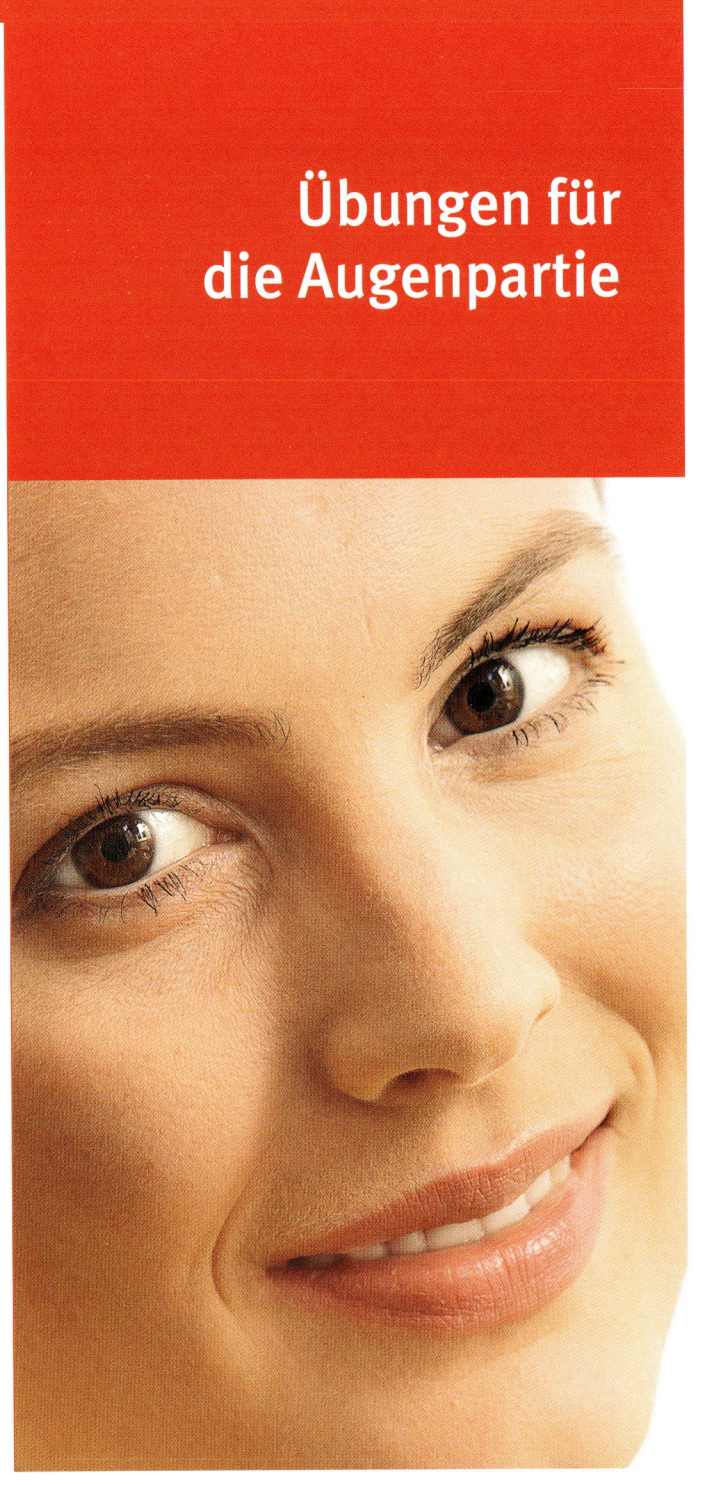

Die Haut um unsere Augen herum muss viel aushalten. Ob im grellen Licht, in der Zugluft, aus Kurzsichtigkeit oder einfach aus Gewohnheit – immer wieder kneifen wir die Augen zusammen. Kein Wunder, dass sich mit der Zeit Fältchen um die Augen herum bilden. Auch die Augenmuskeln leisten tagtäglich Schwerstarbeit. Wenn wir tagsüber am Computer arbeiten, Auto fahren, lesen oder fernsehen, immer sind sie im Einsatz. Gönnen Sie ihnen daher regelmäßige Ruhepausen und ein wenig Zuwendung in Form von Übungen. Mit einigen Muntermacherübungen können Sie Ihre Augen nach einem anstrengenden Tag oder einfach zwischendurch erfrischen. So beugen Sie Falten vor und entspannen die Muskeln.

Die Haut um die Augen ist besonders dünn, schlecht durchblutet und deshalb anfällig für Falten und Fältchen. Zudem ist der Lymphstrom im unteren Augenbereich oft verlangsamt. So sammelt sich die Lymphe an und es bilden sich die berühmten Tränensäcke. Übungen, die die Muskeln elastisch halten, fördern auch die Durchblutung, wodurch die Haut besser mit Sauerstoff und Nährstoffen versorgt wird und länger vital bleibt. Wenn Sie mögen, können Sie nach den Übungen Ihren Augen mit einer Creme eine zusätzliche Streicheleinheit gönnen.

▶ Erspüren Sie den Augenringmuskel: Schließen Sie die Augen und spüren Sie, wie die Finger durch die Bewegung des Augenringmuskels in Richtung Nase bewegt werden.
····⟩ Seite 92

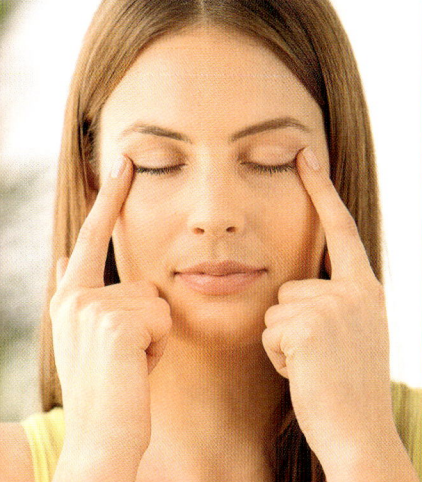

▼ Formen Sie eine „Fingerbrille" um die Augenpartie und blinzeln Sie ein paar Mal gegen den Widerstand der Finger. So stärken Sie den Augenringmuskel.
····⟩ Seite 94

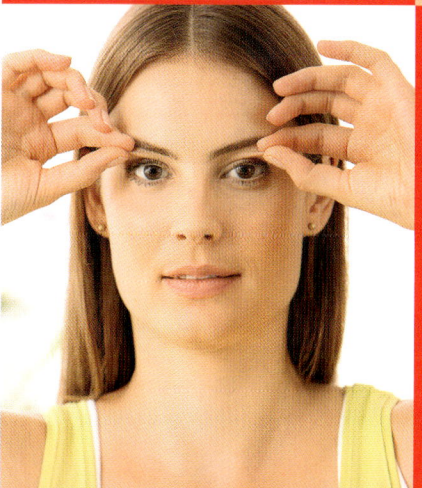

◀ Löst Verspannungen im Bereich der Augenbrauen und Schläfen und regt die Durchblutung an: Zupfen Sie sanft die Augenbrauen mit Daumen und Zeigefinger vom Knochen weg.
····⟩ Seite 98

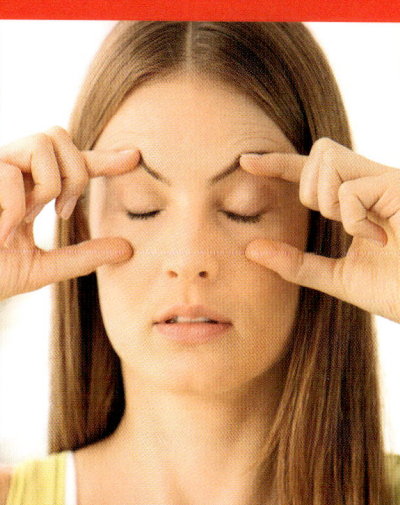

▶ Legen Sie die Kuppen der Daumen in die inneren Augenhöhlen, hier liegt der Relax-Punkt für die Augen. Kreisen Sie auf der Stelle, das fördert die Durchblutung und entspannt.
····⟩ Seite 99

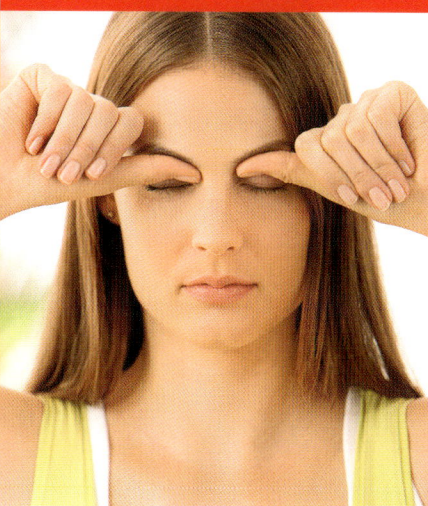

Training für die Muskulatur rund ums Auge

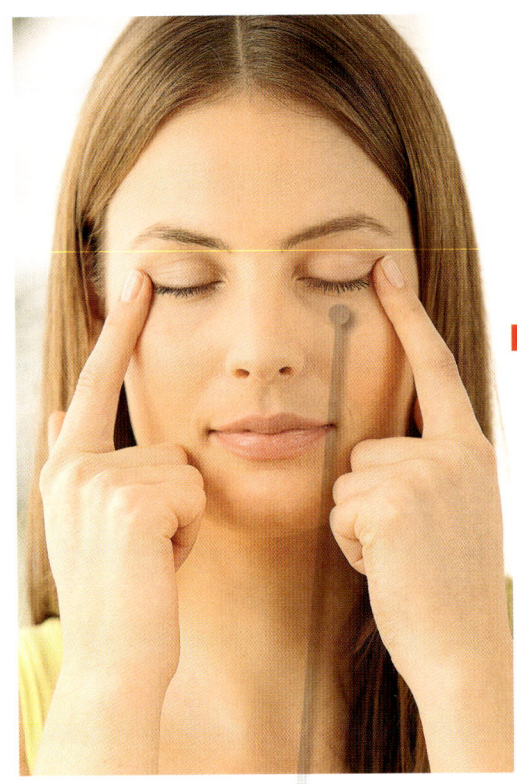

1. ÜBUNG Betrachten Sie zunächst den Verlauf des Augenring-muskels (s. Abb. 1a, Nr. 8, Umschlagklappe). Er umgibt das Auge kreis-förmig und zieht die Haut um das Auge herum zur Mitte hin. Er ist für den Lidschluss zuständig, für die Verteilung der Tränenflüssigkeit und erleichtert den Tränenabfluss. Dann legen Sie die Zeige- oder Mittelfin-ger an den Außenrand der Augenhöhlen. Schließen Sie die Augen und spüren Sie, wie die Finger durch die Bewegung des Augenringmuskels in Richtung Nase bewegt werden.

Tipp

Erspüren Sie diesen Muskel, indem Sie die Lider leicht zusammen-kneifen. Jedoch dabei immer 1 oder 2 Finger auf die entstehenden Falten legen, damit keine „Krähenfüße" gefördert werden.

b) Die Augenlider sanft zusammenkneifen; danach entspannen und den äußeren Augenrandbereich mit Mittel- und Zeigefinger abklopfen.

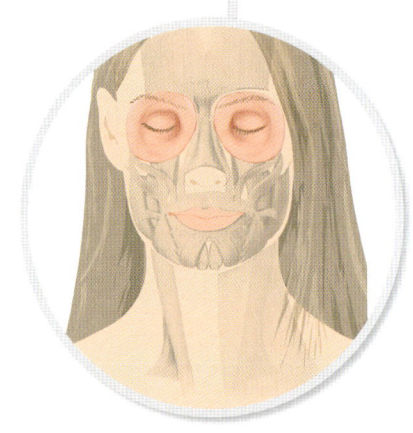

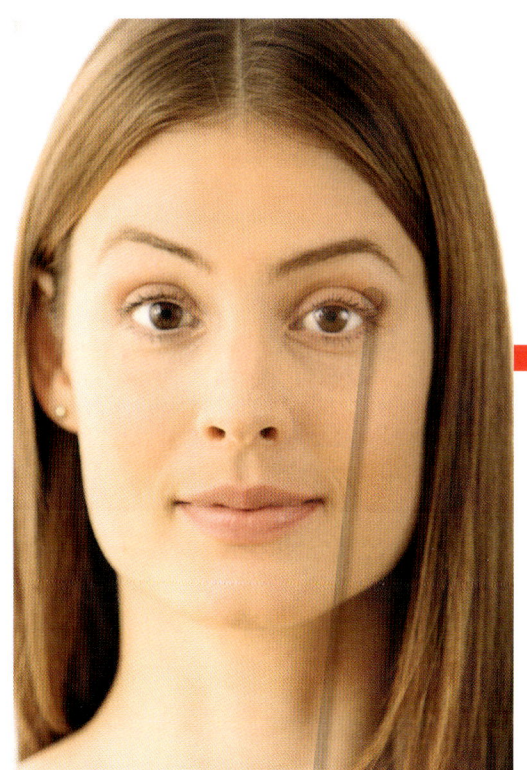

2. ÜBUNG Reißen Sie die Augen weit auf, sodass der Oberlidhebemuskel sich kräftig zusammenzieht. Die Spannung 6–10 Sekunden halten. Dann die Augen schließen und der Entspannung nachspüren.

Häufig wird bei dieser Übung auch die Stirn mit hochgezogen. Dies muss nicht sein. Kontrollieren Sie deshalb diese Übung zunächst vor einem Spiegel. Achten Sie darauf, dass Sie die Augen weit aufreißen, aber die Stirn glatt bleibt!

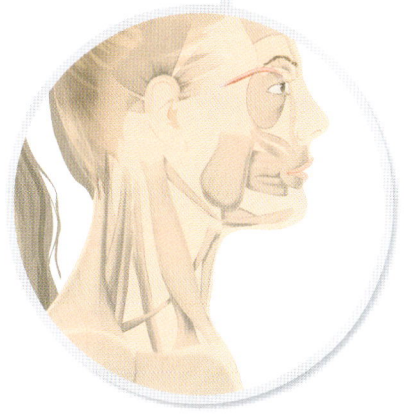

3. ÜBUNG Blinzeln Sie mit den Augen wie ein flatternder Schmetterling. Das entspannt die Augenmuskeln, bewahrt die Augen vor Überanstrengung und sorgt für eine gute Verteilung der Tränenflüssigkeit auf der Hornhaut. Dies ist auch eine sehr wertvolle Übung am Computer.

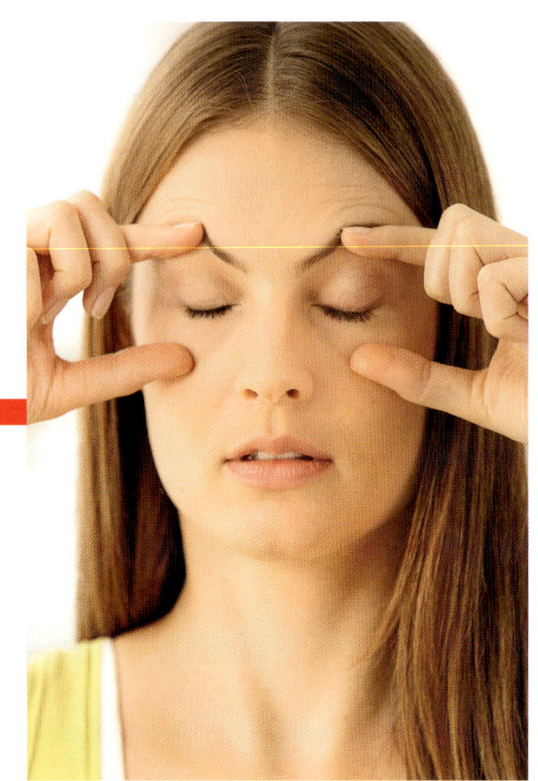

4. ÜBUNG

a) Formen Sie mit Daumen und Zeigefinger eine „Brille" um die Augenpartie. Dabei die Haut ganz sanft und leicht nach oben und unten dehnen. Dann gegen den Widerstand der Finger 10- bis 20-mal blinzeln. Danach Augen entspannen.

b) Ausgangsstellung wie a), dann die Augen schließen und das Oberlid sanft gegen das Unterlid pressen. Die Anspannung etwa 6 Sekunden halten, dann ausgiebig entspannen und wahrnehmen, wie der gesamte Augenbereich gefühlsmäßig auseinanderfließt.

5. ÜBUNG

Reißen Sie die Augen weit auf und lassen Sie sie kreisen, rechts herum, links herum. Nehmen Sie dabei Ihre Umgebung bewusst wahr. Dann Augen bei geschlossenen Lidern kreisen lassen. Anschließend mindestens doppelt so lange entspannen. Der Kopf bleibt während der Übung ruhig.

6. ÜBUNG

Blinzeln Sie wie bei Übung 3 einige Male. Dann die Augen weit öffnen und in die Ferne schauen. Halten Sie die Augen 4–6 Sekunden weit geöffnet, dann wieder leicht und locker blinzeln, wodurch die Augen sich entspannen. Nach 6–10 Wiederholungen die Augen schließen und entspannen. Diese Übung hält die Augenmuskeln elastisch und geschmeidig und sollte immer wieder im Alltag zwischendurch ausgeführt werden.

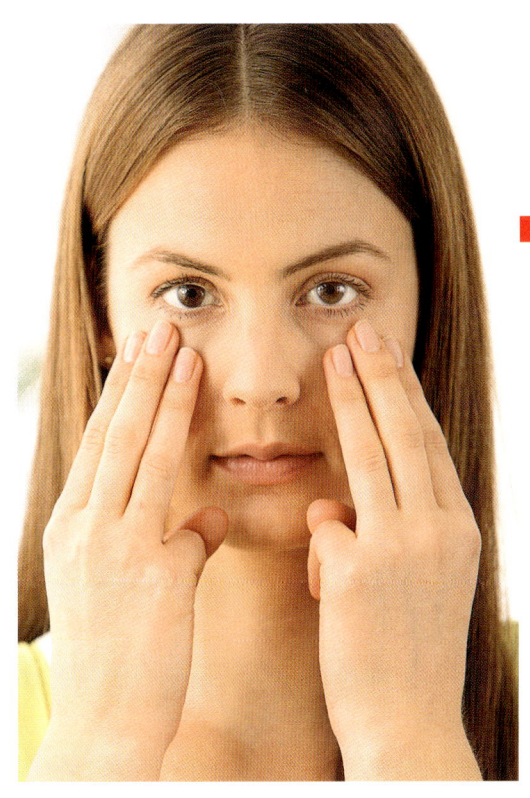

7. ÜBUNG Legen Sie die Kuppen der 3 mittleren Finger beider Hände unter die Augen. Dann gegen den Widerstand der Finger die Unterlider nach oben ziehen. Die Spannung etwa 6 Sekunden halten, dann entspannen. Diese Übung ist am Anfang vor einem Spiegel leichter. Schieben Sie nicht mit den Fingern! Die Finger liegen nur auf dem Jochbein unter dem Auge, um die Unterlider, die man hochziehen möchte, besser erspüren zu können. Eine kleine Hilfe: Schauen Sie dabei mit den Augen nach oben und stellen Sie sich vor, dass Sie in die Sonne schauen, dann geht's leichter. Diese Übung kräftigt den Augenringmuskel im unteren Bereich und erzielt eine bessere Durchblutung sowie einen besseren Lymphtransport.

8. ÜBUNG a) Reißen Sie die Augen möglichst weit auf und ziehen Sie die Oberlider möglichst weit nach oben, bis das Weiße über den Pupillen erscheint. Die Stirn soll dabei glatt bleiben. Die übrigen Gesichtsmuskeln sowie Hals- und Schultermuskeln bleiben ebenfalls entspannt. Die Spannung etwa 6 Sekunden halten, dann Augen schließen und entspannen.

b) Nehmen Sie 2 Bleistifte und halten Sie sie mit je 3 Fingern fest. Das andere Ende der Stifte legen Sie über die Augenlider. Dann gegen ihren Widerstand die Augenlider einige Male öffnen. Danach die Augen schließen und entspannen.

Diese Übung kräftigt den Oberlidhebemuskel und wirkt gegen hängende Oberlider.

c) Durchblutungsfördernd für alle Gesichtsmuskeln: Die Augen weit öffnen, gleichzeitig den Mund weit aufreißen und eventuell auch die Zunge rausstrecken. Die Spannung halten, dann ausgiebig entspannen. Diese Übung kommt aus dem Yoga und wird dort „Gähnender Löwe" oder „Brüllender Löwe" genannt.

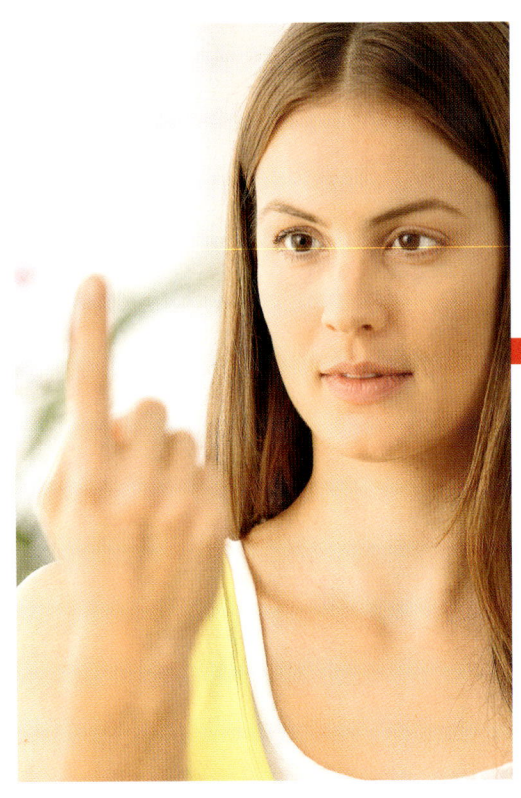

Müde Augen munter machen

9. ÜBUNG Halten Sie einen Finger vor die Augen und schauen Sie darauf. Schließen Sie kurz die Augen und wenn Sie sie wieder öffnen, schauen Sie in die Ferne. 10- bis 20-mal wiederholen. Diese Übung hält die Augenmuskeln elastisch, entspannt die Augenmuskeln und macht müde Augen wieder frisch.

10. ÜBUNG Diese Übung kräftigt den unteren Teil des Augenringmuskels und beugt dadurch Tränensäcken und Krähenfüßen vor.

a) Legen Sie entweder die Zeigefinger quer über die Jochbeine oder die 3 mittleren Finger beidseits auf die Jochbeine. Im zweiten Fall sind die Finger in allen Gelenken leicht gebeugt. Schauen Sie dann geradeaus oder nach oben zur Decke und ziehen Sie die Unterlider nach oben. Die Finger helfen zu spüren, welchen Bereich Sie nach oben ziehen sollen – ein Gespür, das häufig erst wieder entstehen muss. Alle anderen Gesichtsmuskeln bleiben locker. Die Spannung 6–10 Sekunden halten, dann locker lassen.

b) Wie a), aber die Unterlider in „Minilifts" einige Male hintereinander nach oben ziehen. Danach die Hände in den Schoß legen und der Entspannung im Augenbereich nachspüren oder beide Hände über die Augen legen (wie beim Palmieren; s. Seite 108).

Tipp

Sie können diese Übung entweder mit geschlossenen Augen machen oder vor einem Spiegel. Dann können Sie die Unterlidbewegung genau beobachten.

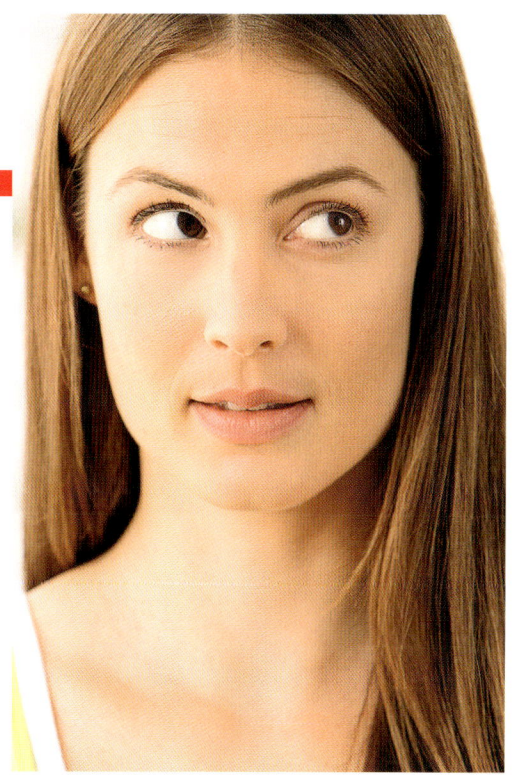

a) Schauen Sie rechts hoch, links hinunter, links hoch, **11. ÜBUNG** rechts hinunter; dann entspannen Sie kurz. Die Übung etwa 10-mal wiederholen.

b) Verbinden Sie diese Übung mit dem Atem: Öffnen Sie die Augen zunächst weit und halten Sie den Kopf aufrecht. Dann atmen Sie ein und schauen dabei aus den Augenwinkeln nach rechts oben, dann ausatmend nach links unten blicken. Jetzt wieder einatmen und nach links oben schauen, dann ausatmend nach rechts unten blicken. Nach 2–4 Wiederholungen locker blinzeln, dann die Augen schließen und eine Weile entspannen.

Halten Sie das rechte Auge mit einer Hand zu. Führen **12. ÜBUNG** Sie die andere Hand vor dem linken Auge langsam weiter weg und wieder heran. Einige Male wiederholen und dabei die Hand fest im Blick behalten. Dann die andere Seite. Diese Übung verbessert die Akkommodationsfähigkeit der Augen.

Reißen Sie die Augen weit auf, zählen Sie dabei bis 6. **13. ÜBUNG** Dann die Augen schließen und das Oberlid fest auf das Unterlid drücken, jedoch nicht kneifen, sodass keine Falten entstehen. Wieder bis 6 zählen. Danach die Augen entspannt ruhen lassen. Die Übung 6- bis 10-mal wiederholen.

TIPP

Lassen Sie bei all diesen Übungen den Atem ruhig und natürlich fließen (keinesfalls anhalten oder pressen). Entspannen Sie zwischendurch die Augen immer wieder.

Schieben Sie mit den Mittelfingern die Augenbrauen **14. ÜBUNG**
nach oben. Dann die Augenlider gegen diesen Widerstand schließen
und leicht zusammenpressen. Die Spannung einige Sekunden halten,
dann entspannen. Sie können die Augenbrauen auch einzeln behandeln, wenn Ihnen das leichter fällt.

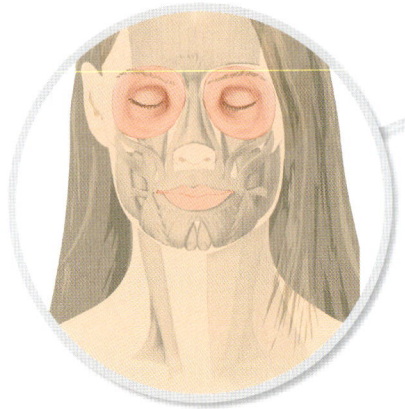

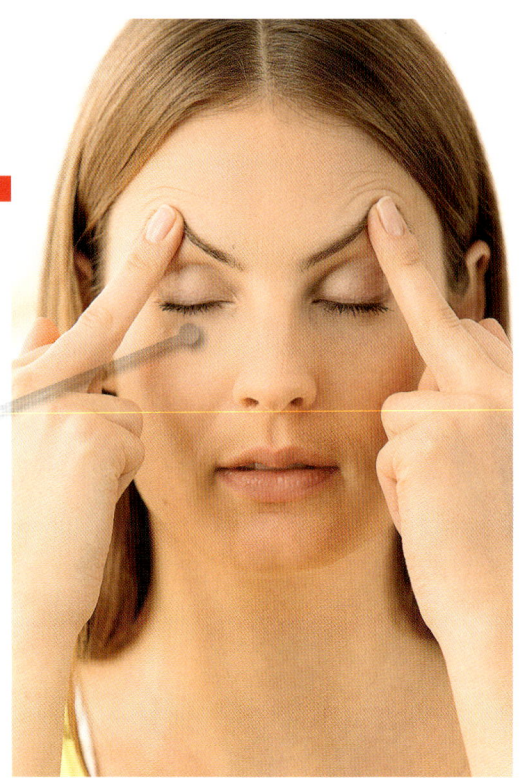

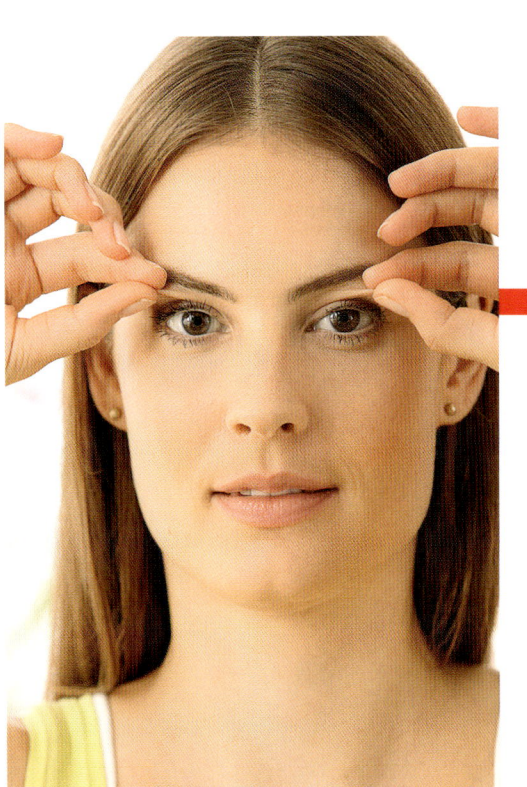

15. ÜBUNG Die folgende Übung löst Verspannungen im Bereich
der Augenbrauen und Schläfen und regt die lokale Durchblutung an:
Fassen Sie jeweils rechts und links den inneren Teil der Augenbrauen
im Bereich der Nasenwurzel zwischen Daumen und Zeigefinger und
verschieben Sie die Haut sanft auf dem darunterliegenden Knochen,
indem Sie sie nach vorne wegzupfen. Wandern Sie dabei auf den Augenbrauen von innen nach außen. Sie können auch mit Daumen und
Zeigefinger auf dem Knochen kleine Kreise ausführen.

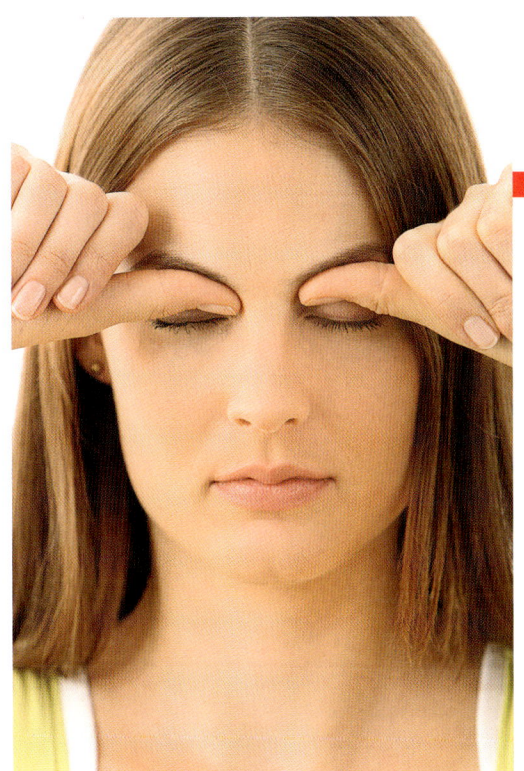

16. ÜBUNG Mit dieser Übung finden Sie den Relax-Punkt für die Augen. Er steigert nicht nur die Durchblutung und Entspannung in diesem Bereich, sondern fördert auch die Konzentration. Er ist ein wichtiger Punkt, mit dem Sie schädlichen oder schmerzhaften Anspannungen entgegenwirken können.

Beugen Sie den Kopf leicht vor, schließen Sie die Augen und legen Sie die Kuppen der Daumen in die inneren Augenhöhlen neben dem Nasenrücken. Die Daumen liegen tief in den Augenhöhlen. Drücken Sie dann nach oben gegen den Knochen. Dann kreisen Sie mit den Daumen auf der Stelle (also ohne die Haut zu verschieben). Nach 10–30 Sekunden die Hände in den Schoß legen und entspannt nachspüren. Achten Sie auf einen entspannten Kiefer während der Übung. Und wundern sie sich nicht, wenn der Griff etwas schmerzt, hier sitzen häufig viele Verspannungen.

Legen Sie Daumen und Zeigefinger einer Hand rechts **17. ÜBUNG** und links an den oberen Nasenrücken direkt neben die Augenwinkel. Geben Sie etwas Druck und kreisen Sie mit den Fingern auf der Stelle. Nach 10–30 Sekunden entspannen.

Variation: Mit beiden Fingerkuppen die Haut am Nasenrücken hochziehen, 6–10 Sekunden halten, dann wieder loslassen.

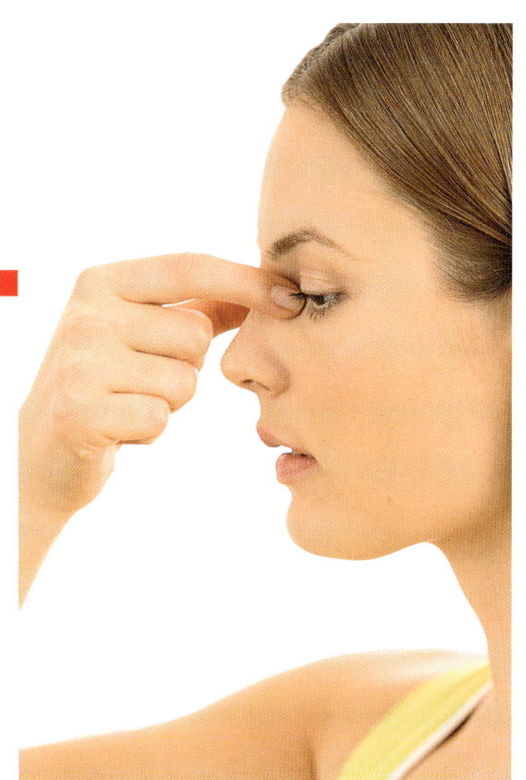

Übungen für Schläfen und Stirn

Achten Sie einmal ein paar Tage bewusst darauf, wie oft und in welchen Situationen Sie die Stirn hochziehen – Sie werden erstaunt sein. Bei vielen Menschen entstehen „Denkerfalten" auf der Stirn, sobald sie sich konzentrieren oder über etwas nachdenken. Auch wenn wir erstaunt sind, ziehen wir oft unwillkürlich die Augenbrauen hoch, und die Stirn legt sich in Falten. Jedes Mal spannt sich dabei der Stirnmuskel, der sich großflächig über die ganze Stirn erstreckt, an.

Versuchen Sie daher, diesen Stirnmuskel zu erspüren, damit Sie jegliche Anspannung möglichst schnell wahrnehmen und loslassen können. Dann graben sich die Falten nicht in die Haut ein. Bei den Übungen, bei denen der Stirnmuskel angespannt wird, sollten Sie immer Finger auf die sonst entstehenden Falten legen. Wichtig ist auch hier, die Entspannung danach zu erfühlen und die Haut sich glätten zu lassen, mit der Vorstellung, dass sie auseinanderfließt. Dabei gelangt vermehrt Sauerstoff zu dem Muskel und der Haut.

Kräftigungs-, Entspannungs- und Akupressurübungen wirken gemeinsam am effektivsten. Die gute Nachricht ist: Die Entspannung der Stirnpartie ist nicht nur sichtbar, sondern auch fühlbar. Gehen Sie den beteiligten Muskeln daher gezielt auf die Spur.

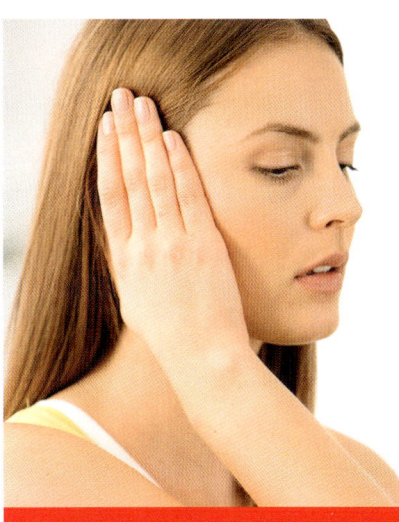

◄ Beugt Krähenfüßen vor: Legen Sie die Finger auf die Ohren, öffnen Sie den Mund und schieben Sie den Unterkiefer vor und zurück. Kräftigt die Schläfen- und die äußeren Flügelmuskeln.
····▷ Seite 102

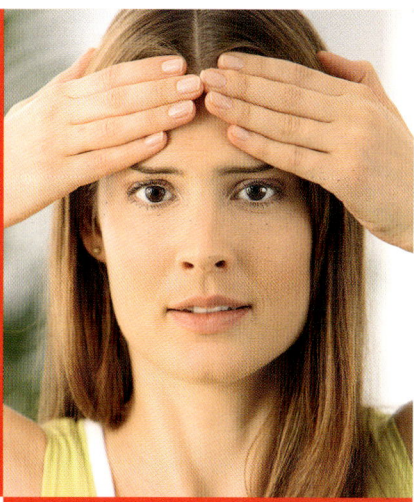

▲ Spannung für den Stirnmuskel: Legen Sie die Finger so auf die Stirn und ziehen Sie Augenbrauen und Lider gegen den Widerstand der Finger nach oben.
····▷ Seite 104

▶ Dem Stirnrunzler auf der Spur: Ziehen Sie die Augenbrauen gegen den Widerstand der Zeigefinger kräftig zusammen. Dann zwischen den Augenbrauen ausstreichen.
····▷ Seite 105

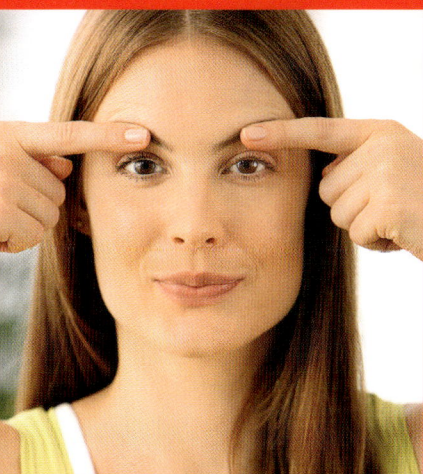

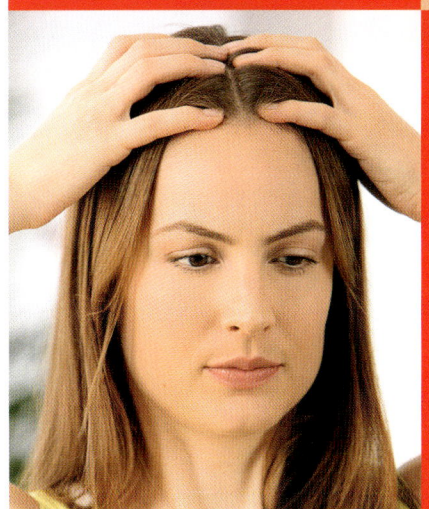

◄ Den Stirnhautherabzieher kennenlernen: Schieben Sie die Kopfhaut nach hinten und ziehen Sie gegen diesen Widerstand die Augenbrauen etwas nach unten.
····▷ Seite 106

▶ Akupressurübung gegen Verspannungen: Legen Sie die Fingerkuppen an den Haaransatz und kreisen Sie einige Male auf der Stelle.
····▷ Seite 106

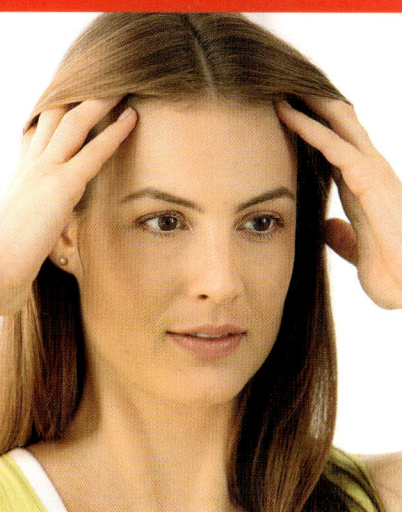

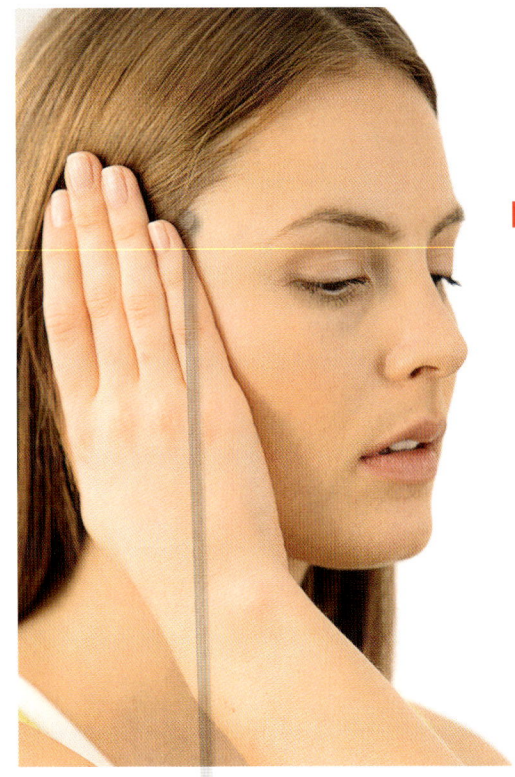

Stirn entspannen – Stirnfalten glätten

1. ÜBUNG Eine Übung, um Krähenfüßen vorzubeugen: Legen Sie die Finger auf die Ohren, sodass die Kuppen oberhalb der Ohren liegen. Öffnen Sie jetzt etwas den Mund und schieben Sie den Unterkiefer vor und zurück. Der Kopf bewegt sich dabei nicht mit. Spüren Sie, wie sich beim Zurückschieben des Kiefers der Schläfenmuskel unter Ihren Fingern zusammenzieht (s. Abb. 1b, Nr. 10, Umschlagklappe). Nach etwa 6 Sekunden die Spannung loslassen und der Entspannung nachspüren. Die übrigen Gesichtsmuskeln bleiben während der gesamten Übung entspannt.

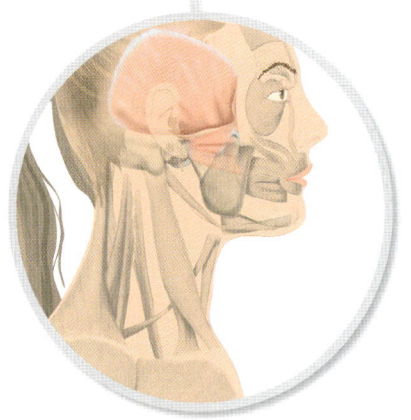

2. ÜBUNG Bei dieser Übung wird der Schläfenmuskel angespannt: Sie legen die Hände wieder auf die Schläfenmuskeln und beißen Sie die Zähne ein wenig zusammen. Spüren Sie die Anspannung? Nach etwa 2–4 Sekunden mindestens doppelt so lange entspannen. Stellen Sie sich dabei vor, dass der Schläfenbereich auseinanderfließt und die Haut ganz glatt wird. Nach 3 Wiederholungen konzentrieren Sie sich ganz auf die Entspannung dieses Bereichs.

3. ÜBUNG

Neigen Sie den Kopf ein klein wenig vor, legen Sie Ihre Hände an die Schläfen und konzentrieren Sie sich ganz auf diesen Bereich. Vielleicht fällt es Ihnen leichter, wenn Sie die Augen weich schließen (nicht zusammendrücken). Versuchen Sie dann, die Kopfhaut nach hinten zu bewegen, aber ohne die Hände nach hinten zu schieben. Dies ist anfangs nicht ganz einfach, aber je mehr Sie ein Gefühl für Ihre Gesichtsmuskeln entwickeln, desto leichter wird Ihnen diese geringfügige, aber wirkungsvolle Bewegung gelingen. Sie kräftigen dabei den Schädelhaubenmuskel, der die Haut zwischen Auge und Ohr strafft (s. Abb. 1b, Nr. 10, Umschlagklappe). Lassen Sie die Lippen ein wenig geöffnet. Mit der Zeit werden Sie feststellen, dass sich sogar die Ohren bei der Anspannung nach hinten bewegen.

Tipp

Achten Sie bei der Übung unbedingt darauf, dass der Unterkiefer locker bleibt. Das erfordert schon eine gute Körperwahrnehmung, die Sie mit dieser Übung ebenfalls trainieren können.

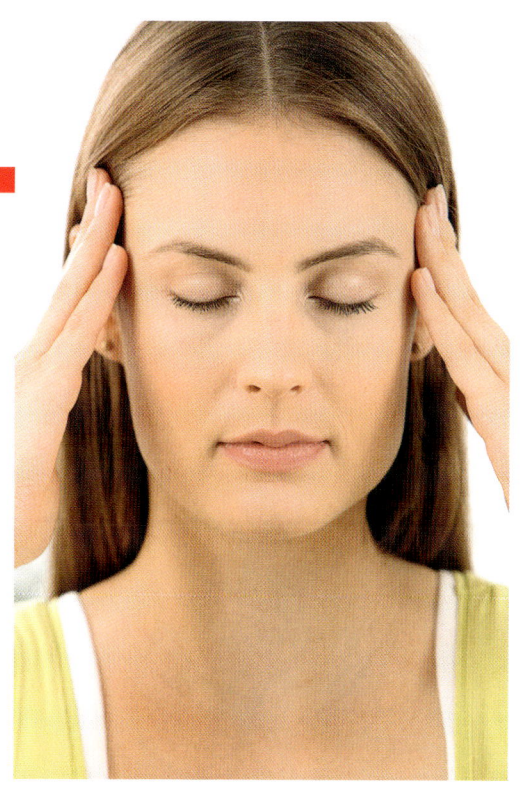

4. ÜBUNG

Legen Sie beidseits 3 Finger an die Schläfen und den kleinen abgespreizten Finger über die Augenbrauen. Die Daumen stützen am Unterkieferrand und zeigen in Richtung Ohr. Ziehen Sie zuerst die Schläfenpartie nach hinten und gleichzeitig die Augenbrauen gegen den Widerstand der kleinen Finger sanft nach oben. Der Mund ist dabei leicht geöffnet, der Unterkiefer entspannt.

Nach etwa 6 Sekunden entspannen und beidseits mit allen 8 Fingern parallel langsam nach unten bis zum Hals, dann bis zum Schlüsselbein streichen. Das lockert die Muskeln spürbar.

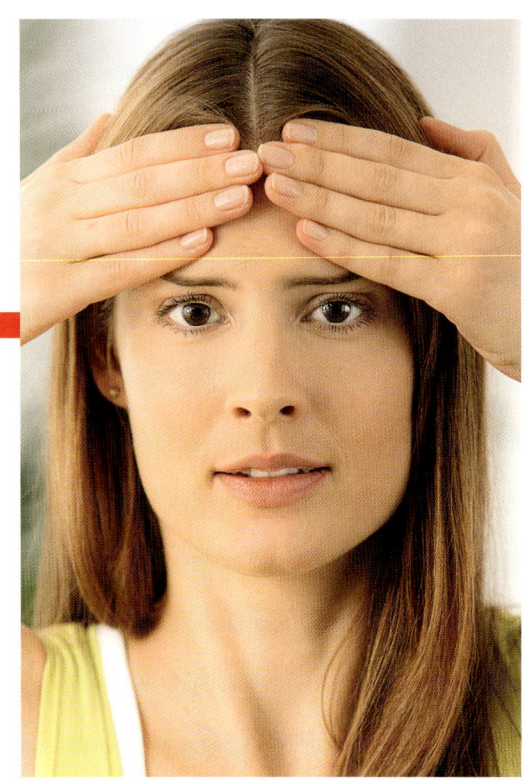

5. ÜBUNG Legen Sie die Finger so auf die Stirn, dass die Spitzen sich berühren, und ziehen Sie Augenbrauen und Lider gegen den Widerstand der Finger nach oben. Wenn Sie Ihre Finger nicht auf der Stirn liegen hätten, würde sie sich in Falten legen. Jetzt spüren Sie deutlich die Anspannung des Stirnmuskels. Halten Sie die Anspannung 6–10 Sekunden und genießen Sie dann die Entspannung im Stirnbereich. Die Stirnhaut fühlt sich an, als würde sie auseinanderfließen (s. Abb. 1b, Nr. 34, Umschlagklappe).

Sehr empfehlenswert: Jedes Mal nach der Stirnanspannungsübung mit den Fingerspitzen langsam 3-mal von innen nach außen streichen. Dann bewusst entspannen.

6. ÜBUNG Bei dieser Übung wird der Gegenspieler des großen Stirnmuskels bewusst gemacht und wahrgenommen, nämlich der Herabzieher der Stirnhaut und der Augenbrauen (s. Abb. 1a, Nr. 35, Umschlagklappe): Legen Sie die Fingerkuppe eines Mittelfingers zwischen die Augenbrauen. Ziehen Sie gegen den Widerstand des Fingers die Stirnhaut nach unten. Dabei entsteht über der Nasenwurzel eine tiefe Querfalte, wie wir es vom Naserümpfen her kennen. Dann die Spannung loslassen und entspannen.

TIPP

Entwickeln Sie ein Gespür für den Stirnhautherabzieher auf der Nasenwurzel, so lernen Sie, ihn im Alltag immer seltener anzuspannen bzw. bewusst zu entspannen.

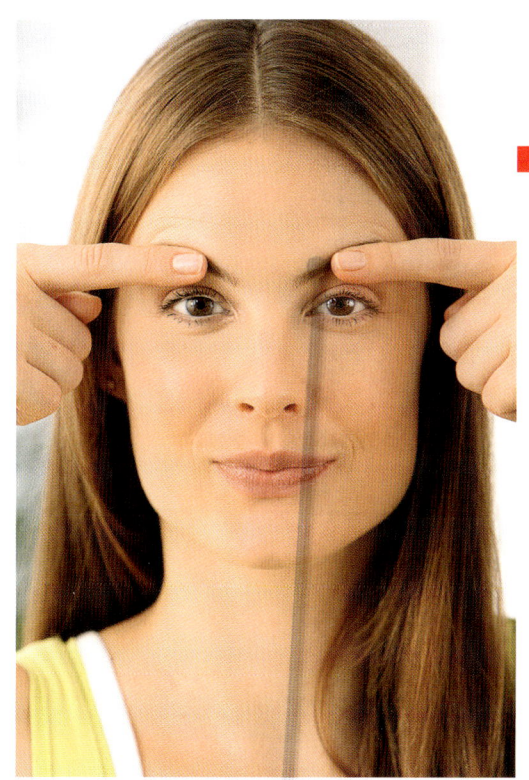

7. ÜBUNG Legen Sie die Zeigefinger links und rechts quer über die Augenbrauen und ziehen Sie die Finger leicht nach außen. Ziehen Sie nun gegen den Widerstand der Finger die Augenbrauen zusammen. Spannung 5–6 Sekunden halten, dann bewusst lösen. Danach den Bereich zwischen den Augenbrauen ausstreichen, indem Sie mit beiden Mittelfingern einige Male nacheinander von unten nach oben vom Nasenrücken bis zur Stirn streichen. Nehmen Sie sich viel Zeit für die Entspannung der Augenbrauenregion.

Der Druck der Finger bei dieser Übung verhindert, dass sich über der Nasenwurzel Falten bilden. Dafür ist ein kleiner Muskel, der „Stirnrunzler" (s. Abb. 1a u. b, Nr. 37, Umschlagklappe), verantwortlich. Sobald er sich zusammenzieht, entstehen 2 senkrechte Falten zwischen den Augenbrauen, die dem Gesicht einen unwilligen, mürrischen oder nachdenklichen Ausdruck geben. Es ist wichtig, diesen Muskel erspüren und lokalisieren zu lernen, um ihn im Alltag bewusst entspannen zu können. Stress, Hektik, Ärger und Konzentration lassen ihn verspannen. Aus diesem Grund bilden sich häufig die senkrechten Zornes- oder Sorgenfalten.

Interessant zu wissen: Durch diesen Muskel zieht ein Ast des Trigeminusnervs. Das dauernde Anspannen des Muskels im Alltag kann Migräne auslösen, da der Nerv dann gedrückt und gereizt wird.

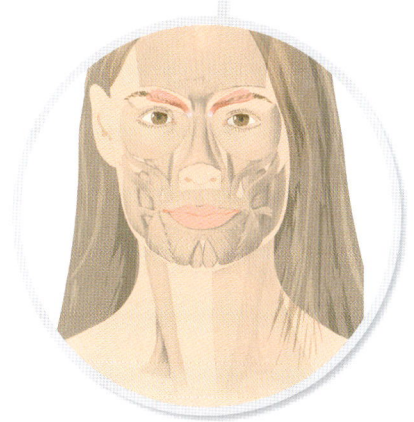

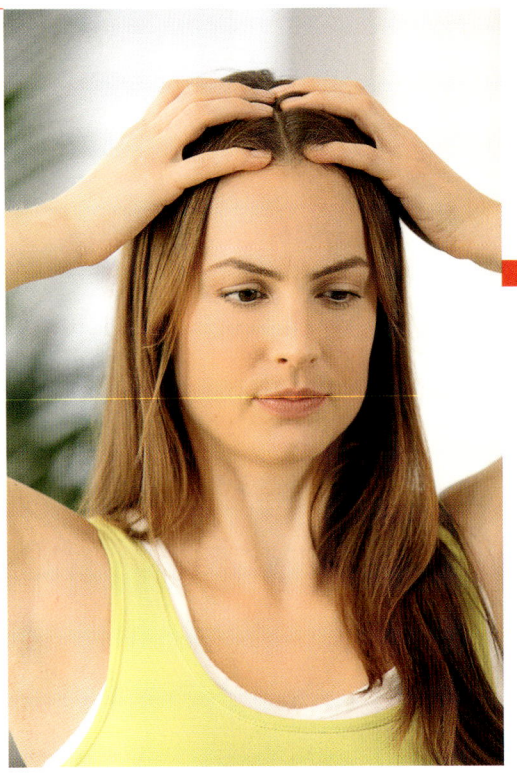

8. ÜBUNG Legen Sie die Hände mittig auf den Kopf oberhalb des Haaransatzes. Der kleine Finger liegt noch auf der Stirn. Schieben Sie die Kopfhaut nach hinten und ziehen Sie gegen diesen Widerstand die Augenbrauen nach unten, aber nur so weit, dass noch keine Falte zwischen den Augenbrauen entsteht. Nach 4–6 Sekunden die Spannung loslassen und bewusst entspannen. Dann mit den Fingerkuppen von den Augenbrauen über die Stirn bis zum Haaransatz langsam nach oben streichen. Diese Übung gibt Ihnen ein Gefühl für den Stirnhautherabzieher. Führen Sie sie immer nur sanft aus. Wiederholen Sie nach dieser Übung die 5. Übung.

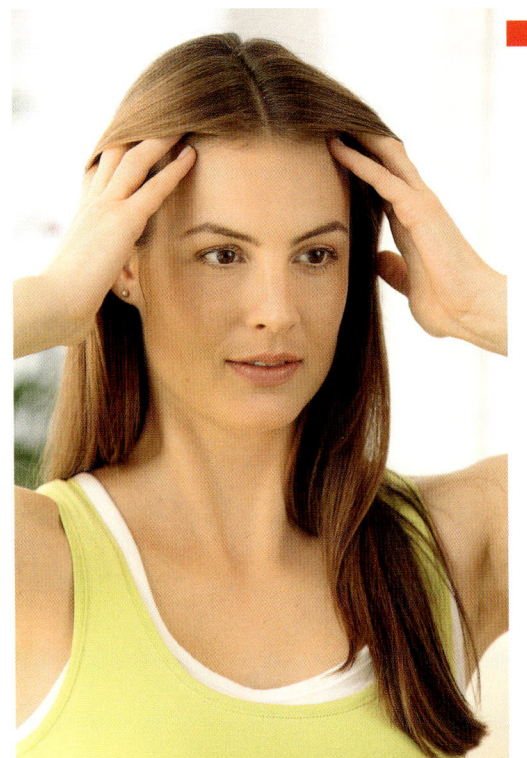

9. ÜBUNG a) Beugen Sie den Kopf ein wenig vor und legen Sie dann die Fingerkuppen aller 8 Finger (außer den Daumen) auf die Stirn an den Haaransatz, wobei die Handballen leicht nach unten und außen zeigen. Die Fingerkuppen rutschen automatisch in kleine Kuhlen. Drücken und kreisen Sie für 10–30 Sekunden mit den Fingerkuppen einige Male auf der Stelle. Wichtig ist, dass Sie dabei entspannt sind und die Übung bewusst mitfühlen. Wenn Sie wollen, schließen Sie dabei die Augen. Danach die Hände in den Schoß ablegen und doppelt so lange nachspüren. Nach einigen Wiederholungen werden Sie sich nach dieser Akupressurübung sehr wohlfühlen. Sie löst Verspannungen im Stirn- und oberen Kopfhautbereich, wirkt gegen Stirnfalten und sogar gegen Kopfschmerzen.

b) Gleiche Fingerhaltung wie oben, jedoch die Kopfhaut mit den Fingern einige Male in kleinen Bewegungen nach oben-hinten schieben.

10. ÜBUNG Legen Sie die Zeigefinger parallel über die Augenbrauen. Ziehen Sie dann die Augenbrauen in kleinen Bewegungen 6- bis 10-mal nach oben. Diese Mini-Augenbrauen-Lifts vitalisieren den Stirnmuskel und wirken hängenden Augenbrauen entgegen.

Entspannung

Wir leben in einer hektischen, von Stress bestimmten Zeit. Ängste, Leistungsdruck, Depressionen und innere Anspannung prägen das Leben vieler Menschen, sie stehen körperlich, seelisch und geistig unter Spannung. Hier kann Entspannung oft erstaunliche Energien freisetzen und dazu beitragen, uns von Nervosität, Angst- und Schmerzzuständen, Konzentrationsschwäche oder Schlaflosigkeit zu befreien.

Entspannung ist auch ein wesentliches Element der Schönheits- und Gesundheitsgymnastik. Schmerzhaft verspannte Muskeln lassen sich oft durch bewusste Entspannung deutlich bessern. Achten Sie deswegen während der Gesichtsgymnastik immer auf genügend lange und bewusst erlebte Entspannungsphasen – kurze 1–2 Sekunden angedeuteten Loslassens sind nicht genug.

Tipp
Eine gute Hilfe beim Entspannungstraining bieten Übungs-CDs.

Entspannung fürs Gesicht

Verspannungen „wegwischen"

Wir beginnen mit einer Visualisierung. Im Hintergrund können Sie leise Entspannungsmusik laufen lassen. Schließen Sie die Augen, und legen Sie die Hände auf das Gesicht, wobei die Fingerspitzen auf der Stirn und die Handballen auf dem Kinn ruhen. Atmen Sie einige Male ruhig, tief und gelöst ein und aus. Stellen Sie sich Ihre

mit passender Hintergrundmusik. Über die gesprochenen Worte können Sie die Entspannung gut erleben. Dass geeignete Musik auf Körper, Geist und Seele eine entspannende Wirkung hat, ist wissenschaftlich bewiesen.

Aber ohne die richtige Atmung ist Entspannung undenkbar. Die bewusste tiefe, befreiende Atmung entspannt, erfrischt und regeneriert den ganzen Körper einschließlich der Haut, deren Durchblutung besonders stark davon profitiert.

Augäpfel wie 2 Juwelen vor, die tiefer und tiefer in einen stillen See sinken oder wie bei Frau Holle in einen Brunnen. Unten angekommen befinden Sie sich auf einer weiten, grünen Wiese. Schauen Sie sich um, was es hier alles zu sehen gibt. Das Gras ist tiefgrün, Blumen blühen, ein Schmetterling flattert umher …
- a) Atmen Sie nun durch die Nase ein, dann langsam durch den Mund

aus und lassen Sie dabei die leicht gekrümmten Finger locker abwärts über das Gesicht gleiten. Fühlen Sie, wie sich über das ganze Gesicht Entspannung ausbreitet. Schon durch die leichte Berührung der Fingerspitzen werden die Muskelverspannungen wie weggewischt.
- b) Wie a), jedoch lassen Sie die Finger jetzt noch weiter abwärts gleiten über Kinn und Hals bis zu den Schlüsselbeinen und zum Brustbein, dann weiter zu den Achseln hin ausstreichen. Stellen Sie sich dabei vor, wie Sie alle Spannung, alles Verbrauchte und alles Belastende aus Ihrem Gesicht, den Augen, dem Kopf und selbst dem Geist wegstreichen und wegwischen.

Tipp
Diese Übung ist besonders wohltuend für Menschen, die viel am Computer sitzen oder häufig unter Augen-, Kopf- und Nackenschmerzen leiden.

- c) Die Hände wie bei a) über das Gesicht legen und beim Ausatmen nach außen zu den Ohren und abwärts gleiten lassen.

▶ Mit den Fingerspitzen sanft die Verspannungen wegwischen.

- d) Wie c), jedoch die Hände nach außen bis zum Hinterkopf gleiten lassen und dann hinab an der Halswirbelsäule entlang bis zu den Schultern.
- e) Legen Sie die Fingerkuppen jetzt auf das Schädeldach und lassen Sie sie am Hinterkopf abwärts bis zum Nacken gleiten.

Am Schluss einer Übungsphase schütteln Sie jeweils die Finger kurz aus, um so die Spannung aus Ihren Händen abzuleiten.

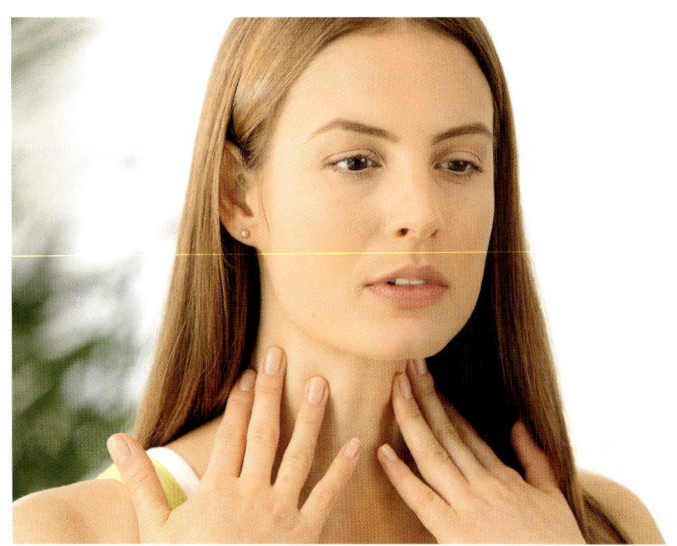

Entspannung durch Akupressur

- a) Legen Sie die Fingerkuppen beider Hände rechts und links auf die Unterkieferknochen. Führen Sie unter leichtem Druck erst kleine, dann zunehmend etwas größere kreisende Bewegungen auf der Stelle aus. Behandeln Sie so Ihr ganzes Gesicht von unten nach oben. Abschließend diese Griffe am Haaransatz entlang anwenden.
- b) Das Gleiche auf dem Hinterkopf.
- c) Wie a), jedoch pumpende Bewegungen immer von der Gesichtsmitte nach außen.

Samtschwarz vor. Je mehr sich ihre Augen entspannen, desto dunkler erscheint Ihnen das innere Bild. Öffnen Sie dann ganz langsam die Augen und lassen Sie sie einige Male rechts und links herum kreisen. Diese sehr angenehme Übung wirkt auf die Augen und das Gemüt entspannend, aber gleichzeitig auch erfrischend. Die müden Augen glänzen wieder.

Entspannendes Atmen und Visualisieren

Durch die Augen atmen

Konzentrieren Sie sich auf den durch die Nase ein- und ausströmenden Atem. Nach einigen Atemzügen stellen Sie sich vor, dass die Luft auch durch Ihre Augen aus- und einströmt. Vergessen Sie dabei nicht, die Wangen-, Mund-, Kinn- und Zungenmuskeln locker zu lassen.

Palmieren

Neigen Sie den Kopf leicht nach vorn und schließen Sie die Augen. Reiben Sie die Hände für etwa eine halbe Minute stark aneinander und legen Sie sie dann leicht gehöhlt und ohne Druck rechts und links über beide Gesichtshälften, sodass kein Licht zu den Augen eindringt. Stellen Sie sich tiefes

Konzentration auf die Nasenatmung

Schon die Wahrnehmung der Atmung bringt Entspannung. Konzentrieren Sie sich deshalb jetzt darauf, wie die Luft durch die Nasenlöcher in den Körper einströmt. Dort gelangt sie in die Nasenhöhle, die durch die Nasenscheidewand in 2 Hälften getrennt ist. Der gesamte Innenraum ist von Schleimhaut überzogen. An den seitlichen Wänden der Nasenhöhle befinden sich jeweils übereinander 3 Nasenmuscheln. Unter jeder Muschel liegt ein kanalartiger Raum: der untere, mittlere und obere Nasengang.

Die Vorwölbungen der Nasenmuscheln vergrößern die Gesamtoberfläche der Nasenschleimhaut. Diese Schleimhaut ist mit Flimmerhärchen ausgestattet, die Staubpartikel und andere Fremdkörper abfiltern. Die dicht unter der Oberfläche liegenden Blutgefäße erwärmen die vorbeiziehende Luft, und der Schleim feuchtet sie zusätzlich an. In der obersten Nasenetage befinden sich die Riechzellen, die über Nervenfasern mit dem Gehirn in Verbindung stehen. Nehmen Sie nun bewusst wahr, wie die Luft durch die Nase an den Flimmerhärchen und

▼ Herzhaft gähnen: So erhält der Körper eine Extraportion Sauerstoff

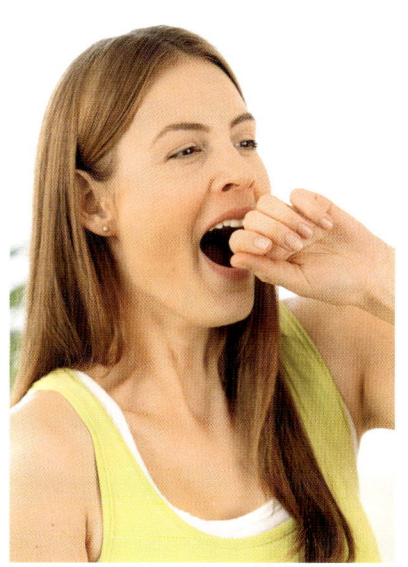

den Riechzellen der Schleimhaut vorbeiströmt und sodann gut vorbereitet den Rachenraum passiert, vorbei am Kehlkopf, die Luftröhre hinab über die Bronchien bis in die kleinen Lungenbläschen. Dort findet der Gasaustausch statt. Sauerstoff wird in das arterielle Blut abgegeben und gelangt auf diesem Wege in jede Körperzelle. Kohlendioxid, das Endprodukt des Energiestoffwechsels der Zellen, wird über feine Haargefäße in das venöse Blut geschleust, mit ihm zurück in die Lunge transportiert und durch die Nase abgeatmet. Nehmen Sie diesen Vorgang der Atmung mindestens 5 Minuten lang bewusst wahr, und stellen Sie sich bildlich vor, wie Ihr Körper und besonders die Kopf- und Gesichtsmuskeln mit jedem Einatmen Sauerstoff tanken und dann beim Ausatmen wunderbar entspannen.

Bewusst gähnen

Eine vorzügliche, ganz natürliche entspannende Übung ist das Gähnen. Zunächst werden Gesichts-, Atem- und andere Körpermuskeln kräftig angespannt. Der Brustkorb weitet sich, und die Lunge nimmt besonders viel Sauerstoff auf. Danach wird die gesamte Spannung mit einem tiefen Ausatmen gelöst. Verbinden Sie die Ausatmung mit einem langen Seufzer.

Kopfhöhlen visualisieren

■ a) Schließen Sie die Augen, konzentrieren Sie sich auf die Innenräu-

me Ihres Kopfes und tasten Sie mit Ihrem geistigen Auge Ihre Nasen-, Augen-, Stirn- und Kieferhöhlen ab, jeweils zuerst rechts, dann links. Erfühlen Sie, wie allein die Konzentration Ihrer Gedanken die Höhlen des Kopfes luftiger, freier und durchlässiger macht und entstaut.

■ b) Konzentrieren Sie sich nun ausschließlich auf Ihre Augäpfel. Stellen Sie sich vor, dass sie wie Juwelen langsam in einen tiefen, klaren See sinken. Wenn Sie den Grund erreicht haben, schauen Sie sich im Innenraum Ihres Kopfes um. Nach einer Weile lassen Sie Ihre Augen langsam wieder auftauchen, öffnen sie und nehmen Ihre Umgebung bewusst wahr.

Tipp

Je häufiger Sie diese Übung ausführen, desto mehr werden Sie spüren, wie sich Verspannungen abbauen und der gesamte Kopfbereich leichter, luftiger, gelöster wird, außerdem das Denken klarer und die Gesichtszüge frisch, vital und lebendig.

Gesicht ausschütteln

Begeben Sie sich in den Vierfüßerstand und lassen Sie den Kopf entspannt hängen: Schütteln Sie Ihren Kopf nun locker hin und her und konzentrieren Sie sich darauf, sämtliche Gesichtsmuskeln zu lockern und auszuschlottern. Lassen Sie dabei ein „Puuu…" ertönen. Brillenträger nehmen dabei am besten ihre Brille ab.

Abklopfen mit den Fingerkuppen

Klopfen Sie Ihr Gesicht vom Kinn über Mund, Wangen und Nase bis zur Stirn mit den Fingerkuppen leicht und locker ab. Fühlen Sie, wie gut das tut, wie sich ein angenehmes Prickeln und Kribbeln über das Gesicht ausbreitet. Klopfen Sie auch Hals und Nacken sowie das Schädeldach und den Hinterkopf auf diese Weise ab. Geben Sie sich anschließend ganz dem wunderbaren Gefühl der Entspannung, der Lebendigkeit und Wärme hin.

Gesichtsmuskeln visualisieren

TiPP

Diese Übung eignet sich gut als Abschluss der Gesichtsentspannung. Betrachten Sie noch einmal die Abb. 1a und b auf der Umschlagklappe, damit Sie sich anschließend die Lage der Gesichtsmuskeln vorstellen können.

Schließen Sie die Augen und stellen Sie sich die Muskeln Ihres Gesichts vor. Tasten Sie im Geist die Muskeln um Mund, Nase, Augen und Ohren ab, ebenso jene im Bereich der Wangen und der Stirn. Wo fühlt sich Ihr Gesicht angespannt oder verkrampft an? Sehr häufig weisen die Kaumuskeln und die Kieferpartie einen erhöhten Muskeltonus auf. Wenn wir uns in Gedanken intensiv mit etwas beschäftigt haben, kann die Stirn noch angespannt sein.

Versuchen Sie nun, jeden Muskel des Gesichts mehr und mehr zu entspannen. Ihre Atmung unterstützt die Entspannung. Sie atmen frei und ungezwungen, wobei Sie sich darauf konzentrieren, alles loszulassen, was Sie bedrückt, verkrampft oder blockiert. Sie spüren, wie Ihr Atem die Gesichts- und Kopfmuskeln durchströmt und lockert. Gleichzeitig empfinden Sie, wie die Mund-, Wangen- und übrigen Gesichtsmuskeln auseinanderfließen. Währenddessen ruht die Zunge – die häufig allzu angespannt im Mund liegt – schwer und gelöst auf dem Mundboden wie in einem Körbchen.

Das innere Lächeln

Sitzen oder liegen Sie ganz bequem. Lächeln Sie sich dann innerlich zu, wie auf einem Ihrer Lieblingsfotos. Entspannen Sie dabei Ihr gesamtes Gesicht, auch den Kiefer und die Zunge, die schwer im Mund ruhen sollte. Spüren Sie, wie sich das Lächeln über das ganze Gesicht ausbreitet.

TiPP

Das innere Lächeln empfehle ich Ihnen besonders als Abschluss jedes Übungsprogramms. Versuchen Sie dabei wahrzunehmen, wie weich und unverkrampft Ihre Gesichtszüge geworden sind.

▼ Klopfen Sie vom Kinn über Mund, Wangen und Nase bis zur Stirn.

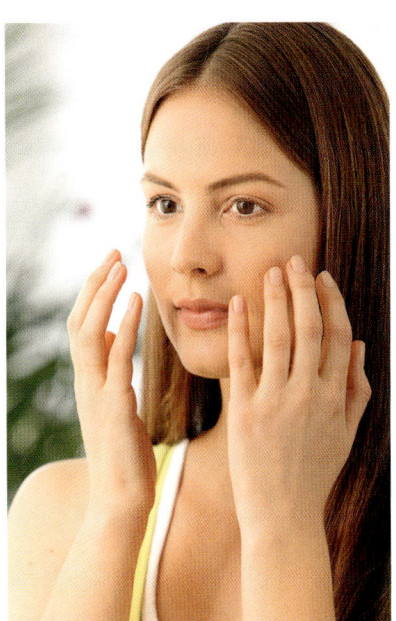

▼ Das innere Lächeln ist von außen nur als Andeutung erkennbar.

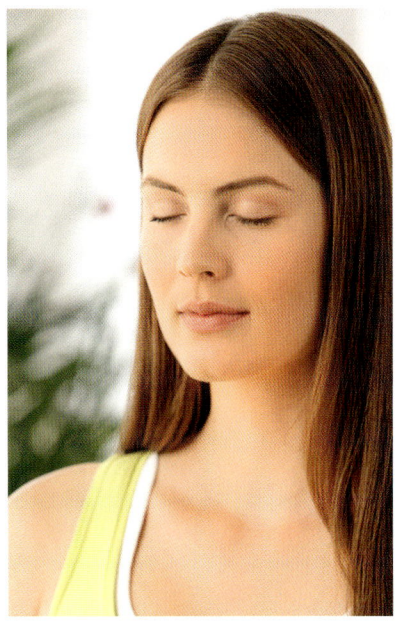

Massage von Gesicht und Hals

Keine Frage: Mit einer sanften Gesichtsmassage verwöhnen wir unser Gesicht, die Haut und auch die Muskeln. Nur: Auf das Wörtchen „sanft" kommt es an. Wir müssen mit unserer Gesichtshaut äußerst behutsam umgehen.

Viele Massagegriffe können Sie einfach mal zwischendurch ausführen. Wenn Sie sich im Alltag z. B. beim angespannten Stirnrunzeln ertappen: Streichen Sie mit den Fingern über die Stirn und entspannen Sie diese bewusst. Besonders die Stirn, der Mund und die Unterkieferregion neigen bei Stress zu Verspannungen und sind besonders massagebedürftig.

Eine Massage darf nur mit feinstem Fingerspitzengefühl und unter Verwendung eines Hautöls oder einer Creme durchgeführt werden. Dann aber dankt es unsere Haut mit einem rosigen, glatten Aussehen. Durch die Massage erreichen wir, dass die Gesichtshaut stärker durchblutet und infolgedessen verbessert ernährt und gereinigt wird, die Muskeln lockern sich und Verspannungen werden abgebaut. Außerdem können gehaltvolle Gesichtscremes mithilfe der Massage gut eindringen und ihre Wirkung besser entfalten.

Grundregel

Die zarte Gesichtshaut nie zerren und auch nicht überdehnen. Stets eine Creme oder ein Öl benutzen.

Übungsdauer

Suchen Sie sich jeweils eine oder mehrere Übungen für die verschiedenen Gesichtspartien aus. Wiederholen Sie eine Übung etwa 5-mal. Eine Übungsdauer von 5–10 Minuten täglich reicht völlig aus. Sehr angenehm ist eine Massage am Abend. Noch besser ist es, morgens und abends 5 Minuten einzuplanen.

▶ **Massage von Gesicht und Dekolleté**

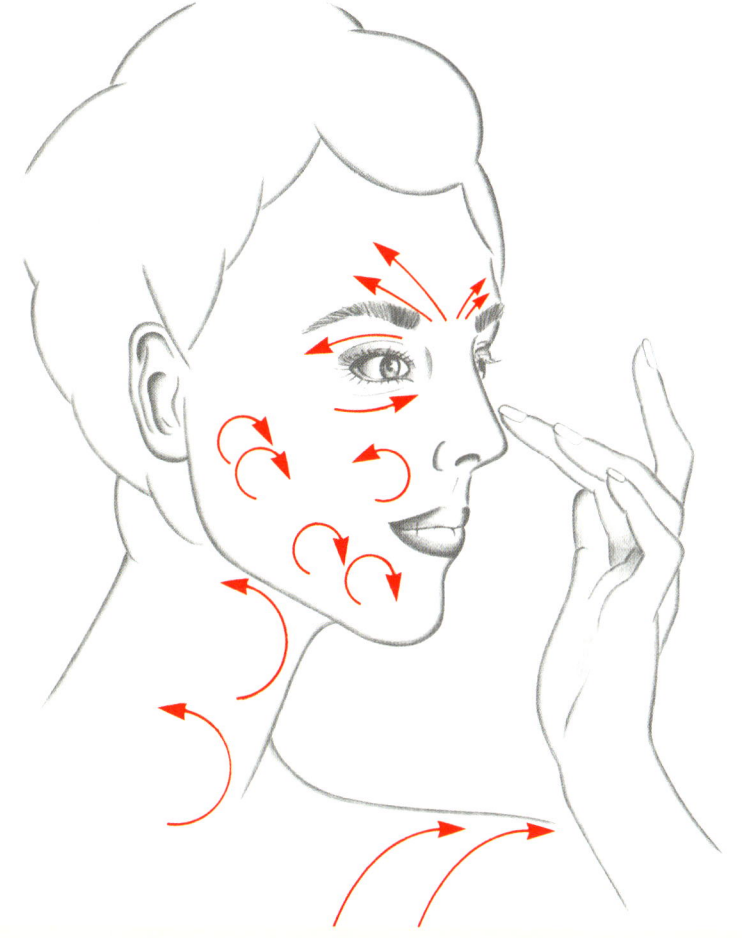

Massage des Dekolletés

1. Führen Sie mit flächig angelegten Fingern auf dem ganzen Dekolleté kreisende Bewegungen aus.
2. Streichen Sie das Dekolleté mit flachen, gespannten Fingern von unten nach oben aus.
3. Streichen Sie das Dekolleté mit flachen Fingern von der Mitte nach außen aus.
4. Wie 3., aber mit kreisenden Bewegungen die Haut des Dekolletés ausstreichen. Dehnen Sie die Zeit für solch eine Übung ruhig etwas aus.
5. Klopfen Sie das Dekolleté erst mit den Fingerkuppen aus, dann mit den flachen Fingern.
6. Rollen Sie das gesamte Dekolleté mit einem Noppenball aus. Mit der rechten Hand die linke Seite und umgekehrt – quer, auf und ab, kreisend. Kleiner Nebeneffekt: Auch die Hände und die Reflexzonen auf den Handflächen werden mit massiert.

Massage von Hals und Kinn

Hals

Mit der rechten Hand zuerst die linke, dann mit der linken Hand die rechte Seite von unten nach oben ausstreichen. Nicht auf die Schilddrüse und den Kehlkopf drücken.

1. Mit flachen, gespannten Fingern den Hals von unten nach oben kreisend massieren, dann ausstreichen (s. Abb. links).
2. Mit den Fingern oder besser dem Handrücken den Hals von unten nach oben ausstreichen.
   a) Neben der Mitte beginnen (Schilddrüse immer auslassen), die Finger immer weiter außen ansetzen (s. Abb. rechts). Auch den hinteren Halsabschnitt ausstreichen.
   b) Sehr angenehm: Die Hände nacheinander aufsetzen – zuerst streicht die rechte Hand hoch, dann die linke und wieder die rechte.
   c) Wie b), jedoch mit beiden Händen auf der rechten Halsseite mit Streichbewegungen nach oben beginnen, immer mehr zur Mitte und schließlich zur linken Seite kommen, dann von links nach rechts und so fort.
3. Streichen Sie den Hals mit den Fingerrücken von der Mitte nach außen bis unter das Kinn quer aus. Beginnen Sie unten und wandern Sie immer höher. Immer von der Mitte nach außen streichen.
4. Legen Sie den rechten Handrücken quer auf die Mitte des Halses. Dann streichen Sie mit dem Handrücken sanft nach rechts außen, während Sie gleichzeitig den Kopf zur linken Seite drehen. Abwechselnd mit der anderen Hand üben.

Hals und Kinn

1. Streichen Sie den Hals mit den Handrücken aufwärts bis zum Kinn, dann von der Kinnmitte unter dem Kinn nach außen bis zu den Ohrläppchen (s. Abb. S. 113 links).
2. Nehmen Sie einen kleinen Noppenball und massieren Sie den Hals und die untere Kinnpartie (mit der rechten Hand den Ball auf der linken Sei-

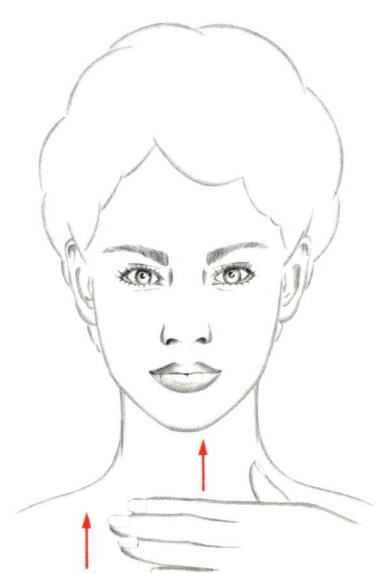

▲ Den Hals von unten nach oben mit flachen Fingern ausstreichen.

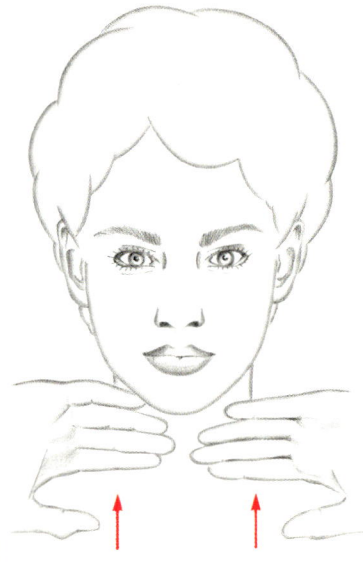

▲ Beidseits mit den Handrücken ausstreichen, dabei die Mitte auslassen.

te rollen, später umgekehrt). Auf der Halshälfte den Ball auf und ab und hin und her rollen und kreisen, dann die gleichen Bewegungen unter dem Kinn ausführen. Für diese Übungen eignen sich nur kleine Noppenbälle oder -roller, die in jedem Sanitätsgeschäft zu finden sind.

Kinn

1. Die 3 mittleren Finger beider Hände vor den Ohren ansetzen, die Daumen unter der Kinnmitte anlegen. Dann mit den Daumen sanft nach außen streichen.
2. a) Die Finger der rechten Hand unter das rechte Ohr legen, dann mit Zeige- und Mittelfinger der linken Hand eine Schere bilden und das Kinn dazwischenklemmen

(s. Abb. rechts). Streichen Sie jetzt mit den Fingern dieser Hand über das Kinn (das immer zwischen den Fingern liegt) bis zum linken Ohr. Dort legen Sie die Hand unter das Ohr und wiederholen die Übung mit Zeige- und Mittelfinger der rechten Hand und so fort. Am besten zeigen die Fingerrücken dabei nach oben, der Daumen hängt dann vor dem Hals nach unten.

b) Sanfter wird diese Ausstreichung, wenn Sie den Handrücken unter das Kinn und dann das Kinn zwischen Zeige- und Mittelfinger der anderen Hand legen. Wie oben ausstreichen.

3. Die Haut unter einem Ohr wieder mit einer Hand festhalten. Dann mit den flachen Fingern der anderen Hand unter dem Kinn entlang zum anderen Ohr ziehen und umgekehrt.
4. Die Haut unter einem Ohr mit der Hand festhalten, die andere Hand so an die Kinnseite legen, dass der Daumenballen oben und die Finger unter dem Kinn liegen. Streichen Sie jetzt mit den Fingern unter dem Daumenballen auf dem Kinn wieder von einer Seite zur anderen. Dann Hände wechsel.
5. Legen Sie eine Faust unter das Kinn und streichen Sie mit Mittel- und Ringfinger der anderen Hand das Kinn bis zur Unterlippe von unten nach oben aus.
   a) Nun lassen Sie Zeige- und Mittelfinger auf dem Kinn liegen und streichen mit dem angewinkelten Zeigefinger der unteren Hand von der Kinnspitze nach hinten in Richtung Hals.
   b) Ziehen Sie gleichzeitig die beiden Finger auf dem Kinnwulst nach oben zur Oberlippe und die Faust bzw. den angewinkelten Zeigefinger unter dem Kinn zum Hals. Wandern Sie dabei mit den Fingern einmal mehr nach rechts, dann nach links. Die Haut nur sanft dehnen und ausstreichen, nicht zerren.

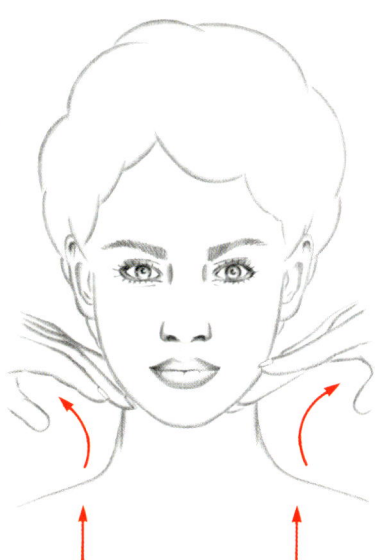

▲ Von der Mitte ausgehend bis zu den Ohrläppchen streichen.

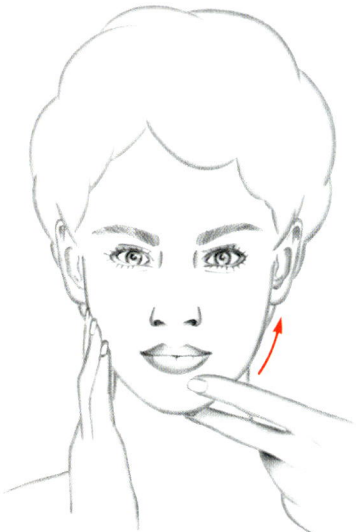

▲ Zeige- und Mittelfinger auf Unter- und Oberkiefer legen und in Richtung Ohr streichen.

113

Wangen, Mundpartie und Nase massieren

Wangen

Wenn Sie die Wangen massieren, sollten Sie jeweils die Haut mit der anderen Hand unter dem Kinn fixieren, indem Sie einfach die Faust oder Fingerrücken unter das Kinn legen.

1. Massieren Sie Ihre Wangen in kreisenden Bewegungen vom Kinn bis zu den Ohrläppchen. Die Haut sollte nicht gezerrt werden! (s. Abb. links)
2. Führen Sie wie vorher kreisende Bewegungen quer über Ihre Wangen aus, jedoch pumpen Sie dabei mit den Fingern auf der Haut.
3. Wie Übung 1, jedoch die Haut mit den Fingern leicht abklopfen.
4. Betätscheln Sie mit Ihren Fingern die Kinn-, Mund- und Wangenpartie.

5. Ziehen Sie Ihre Finger von der Kinnmitte quer über die Wangen, am Unterkiefer entlang zum Jochbein und zu den Schläfen. Bei diesem Bewegungsablauf können Sie etwa in Höhe des Jochbeins einen kleinen Kreis machen und dann die Finger zu den Schläfen hochführen.

Mund und Nasolabialfalte

1. Legen Sie die linke Hand auf die linke Wange. Umkreisen Sie den Mund mit dem Mittelfinger der rechten Hand, dann umgekehrt.
2. Legen Sie beide Zeigefinger in der Mitte über dem Kinn auf. Ziehen Sie dann Halbkreise rund um den Mund bis oberhalb der Oberlippe, dann das Gleiche zurück (s. Abb. rechts).
3. Führen Sie mit den Mittelfingern

kreisende Bewegungen von den Mundwinkeln über die Lachfalten bis zu den Nasenflügeln aus (s. Abb. Mitte).

4.
   a) Fixieren Sie mit dem Mittel- und Ringfinger der linken Hand den linken Mundwinkel und fahren Sie mit dem Mittelfinger der rechten Hand vom linken Mundwinkel über die Oberlippe zum rechten Mundwinkel. Dann wechseln, rechten Mundwinkel festhalten und mit dem Mittelfinger der linken Hand zum linken Mundwinkel streichen. Mehrere Male wiederholen.
   b) Technik wie bei a) an der Unterlippe anwenden.
   c) Wie a) und b), aber mit kreisenden Bewegungen.

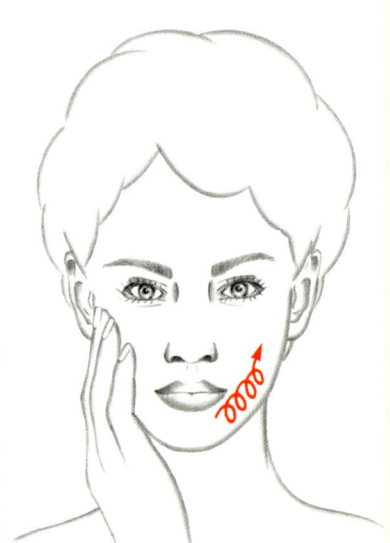

▲ In kreisenden Bewegungen vom Kinn bis zu den Ohrläppchen massieren.

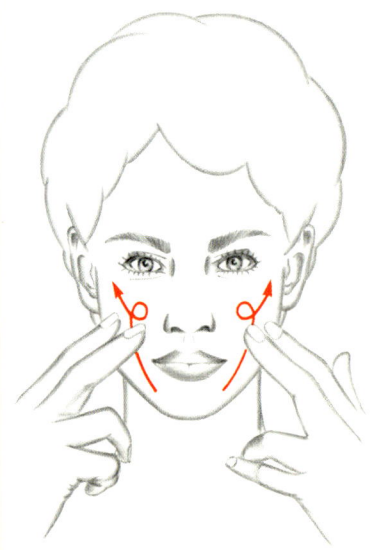

▲ Finger von der Kinnmitte quer über die Wange ziehen.

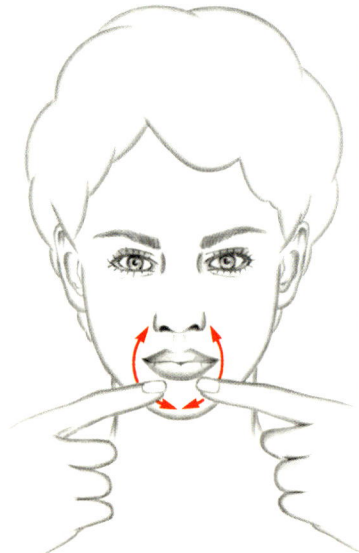

▲ Ziehen Sie Halbkreise um den Mund zur Oberlippe und wieder zurück.

5. Fassen Sie die Oberlippe zwischen Daumen und Zeigefinger. Streichen Sie dann die Oberlippe in ihrer vollen Breite mit den Zeigefingern von oben nach unten aus. Arbeiten Sie abwechselnd mit dem rechten und linken Zeigefinger. Diese Übung wirkt ausgezeichnet den kleinen Oberlippenfältchen entgegen.

6. a) Streichen Sie mit den Mittelfingern von der Kinnmitte seitwärts über die Mundwinkel und die Lachfalten nach oben, an den Nasenflügeln vorbei bis zur Nasenwurzel (s. Abb. rechts).
   b) Wie a), jedoch mit den Fingern noch weiter nach oben streichen, nämlich zwischen den Augenbrauen hindurch und die Stirn hoch bis zum Haaransatz.

7. Wie Übung 6, aber mit sanften kreisenden Bewegungen.
8. Wie Übung 6, aber mit den Fingerkuppen leicht klopfen.
9. a) Öffnen Sie den Mund weit und formen Sie mit den Lippen ein großes O. Streichen Sie dann mit den Mittelfingern abwechselnd von der Mitte der Oberlippe nach außen zu den Mundwinkeln und von der Mitte des Kinns unterhalb der Unterlippe zu den Mundwinkeln, dann über die Nasolabialfalte hinweg bis zu den Nasenflügeln. Streichen Sie die Lachfalten und die kleinen Fältchen über der Oberlippe mit kreisenden Bewegungen aus.
   b) Wie a), aber mit den Fingerkuppen der Mittelfinger klopfen.

c) Wie a), aber mit den Kuppen der Mittel- und Ringfinger in der beschriebenen Richtung drücken. Mit den Fingern immer etwas weiter wandern.

Nase

1. a) Streichen Sie die Nase von den unteren Nasenflügeln nach oben bis zur Nasenwurzel aus.
   b) b.Wie a), jedoch mit kreisenden Bewegungen.
   c) c. Wie a), jedoch klopfend.
2. a) Legen Sie den Mittel- und Ringfinger auf die Nasenflügel. Die Fingerkuppen stehen senkrecht. Streichen Sie von den Nasenflügeln über die Wangen bis zu den Ohren.
   b) Wie a), anschließend die Finger den Hals hinuntergleiten lassen.
3. a) Streichen Sie ausschließlich die Nasenflügel mit den Fingerkuppen der Mittelfinger seitlich aus.
   b) b.Beklopfen Sie die Nasenflügel mit den Fingerkuppen der Mittelfinger. Die Fingergelenke sind dabei wie zu einem „C" geformt.
   c) c. Beklopfen Sie die Nasenflügel mit den Mittelfingerkuppen von unten nach oben und auch den Bereich zwischen den Augenbrauen.

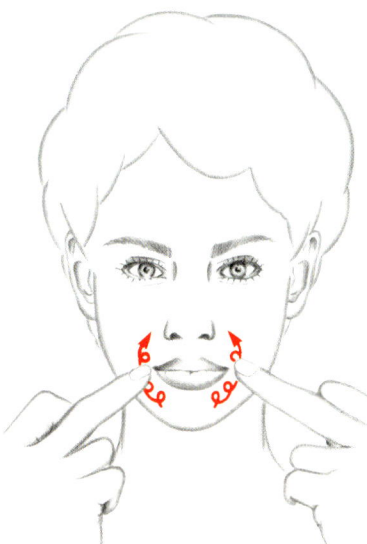

▲ Von den Mundwinkeln bis zu den Nasenflügeln kreisend massieren.

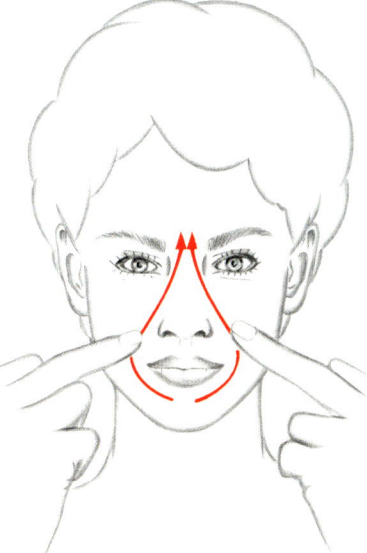

▲ Vom Kinn um Mund und Nase herum zur Nasenwurzel streichen.

115

Augenbereich und Stirn massieren

Augen

1. Schließen Sie die Augen. Legen Sie die Kuppen der Mittelfinger an die inneren Augenwinkel.
   a) Streichen Sie dann langsam und gefühlvoll über den Augenbrauen nach außen zu den äußeren Augenwinkeln. Danach beklopfen Sie die untere Augenpartie bis zum inneren Augenwinkel (s. Abb. links).
   b) Wie a), aber unter den Augenbrauen streichen.
2. Führen Sie mit der Kuppe des Mittelfingers vom inneren Augenwinkel über der Augenbraue sanfte, kleine, kreisende Bewegungen aus. Vom äußeren zum inneren Augenwinkel klopfen. Tipp: Klopfen Sie so eine Augencreme in die Haut ein.

Stirn und Zwischenaugenbrauenbereich

1. Legen Sie die 3 mittleren Finger der rechten Hand über die rechte Augenbraue. Führen Sie dann mit dem linken Mittelfinger kreisende Bewegungen über den Zornesfalten zwischen den Augenbrauen aus. Dann umgekehrt (s. Abb. Mitte).
2. Streichen Sie die Zornesfalten aus: Zuerst streicht der rechte Mittelfinger von der Nasenwurzel aus etwas nach oben, dann bis zur Mitte über der rechten Augenbraue. In diesem Augenblick setzen Sie den Mittelfinger der linken Hand an der Nasenwurzel an und wiederholen die Streichung nach links. Dies sollte eine fließende Bewegung ergeben (s. Abb. rechts).
3. Streichen Sie mit dem Mittelfinger der rechten Hand wieder von der Nasenwurzel nach oben bis etwa zur Stirnmitte, dann mit den 3 mittleren Fingern über die Stirn zur Seite streichen und die Finger am Schläfenbereich liegen lassen. Das Gleiche mit der linken Hand auf der anderen Seite durchführen. Auch dort wieder die Finger am Schläfenbereich liegen lassen und dadurch die Haut fixieren, während die andere Hand ihre Streichungen ausführt.
4. Legen Sie die Finger der linken Hand auf die linke Stirnseite.
   a) Mit den Fingern der rechten Hand von der Nasenwurzel aufwärts kreisende Bewegungen ausführen, dann Wechsel (s. Abb. links).

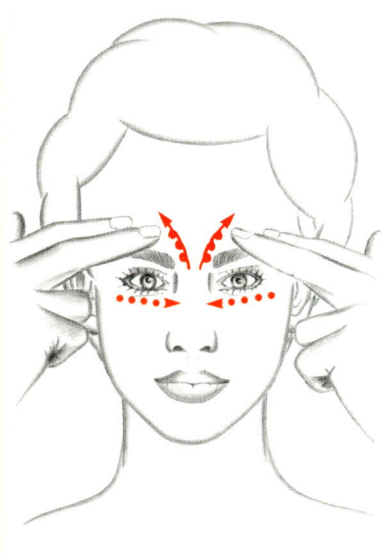

▲ Über den Augenbrauen sanft streichen, unter den Augen klopfen.

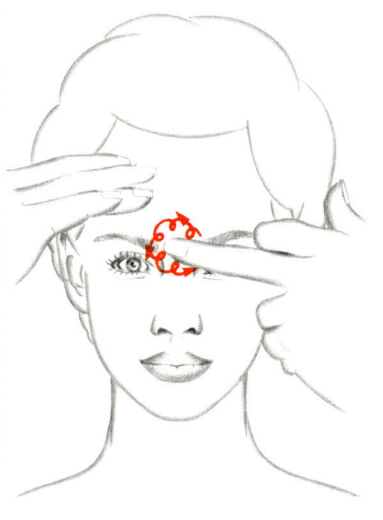

▲ Mit kreisenden Bewegungen die Zornesfalte glätten.

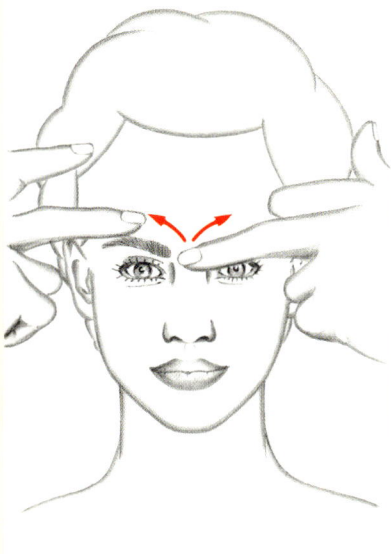

▲ Mit den Mittelfingern abwechselnd nach oben streichen.

b) Mit dem Mittel- und Ringfinger der rechten Hand zwischen den Augenbrauen locker klopfen.

5. Legen Sie die Finger der rechten Hand an die rechte Schläfe und fixieren Sie dort die Stirnhaut. Dann mit den Fingern der anderen Hand von rechts nach links über die Stirn streichen, danach umgekehrt.

6. Legen Sie die Finger beider Hände an die Stirnmitte. Streichen Sie gleichzeitig mit den Fingern der rechten Hand nach rechts außen und mit den Fingern der linken Hand nach links außen (s. Abb. Mitte).

7. Wie Übung 7, aber klopfen.

8. Streichen Sie mit den Mittel- und Ringfingern beidseits im schnellen Wechsel die Stirn von unten nach oben aus. Wenn die Finger der rechten Hand nach oben bis zum Haaransatz gestrichen sind, setzen Sie unten über der Augenbraue die Finger der anderen Hand an. Lassen Sie bei dieser Streichung die Finger von einer Seite zur anderen wandern. Dann in umgekehrter Richtung (s. Abb. rechts).

9. Fixieren Sie mit den Fingern einer Hand die Stirnhaut an der Schläfe. Die andere Hand führt kreisende Bewegungen quer über die Stirn aus. Dann umgekehrt.

10. Wie Übung 3, jedoch die Stirn mit einem Mittelfinger in Zickzacklinien ausstreichen.

11. Den Stirn-Augenbrauen-Bereich mit den Mittelfingern beider Hände wechselseitig von der Nasenwurzel über die Augenbrauen ausstreichen.

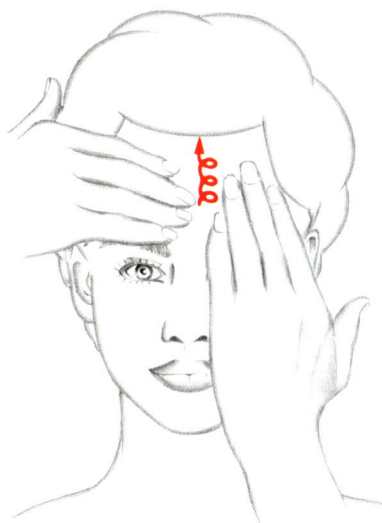

▲ Mit den Fingern kreisend die Zornesfalte von unten nach oben massieren.

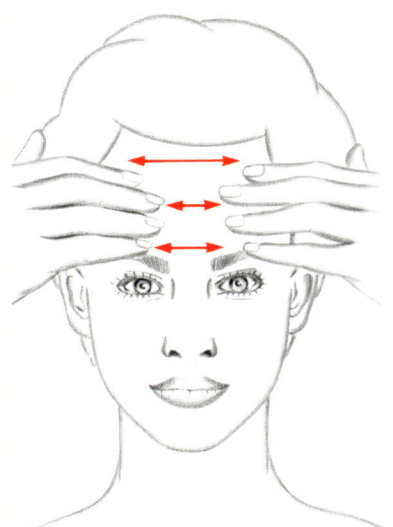

▲ Mit den flachen Händen die Stirn nach außen ausstreichen.

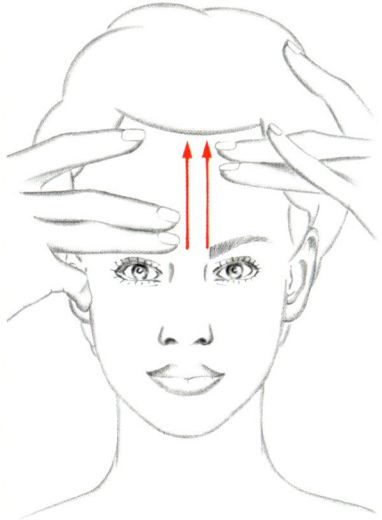

▲ Mit den Mittelfingern abwechselnd die Stirn nach oben ausstreichen.

117

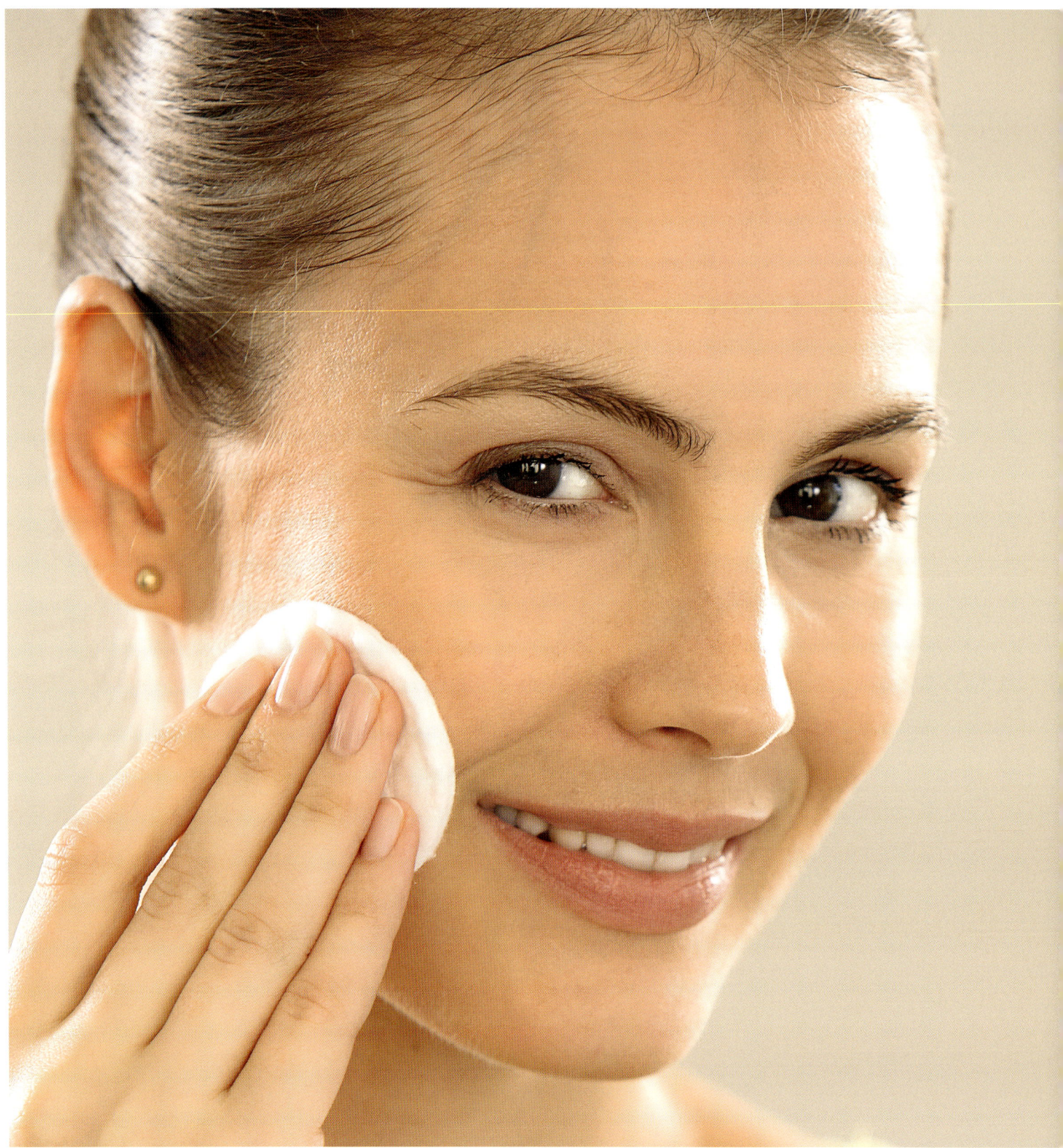

Was die Haut frisch, vital und jung erhält

Regelmäßige Hautpflege ist ein Grundbaustein für ein frisches Aussehen bis ins hohe Alter. Natürlich gehören die richtigen Kosmetika dazu. Aber es gibt auch einige wirkungsvolle und verblüffende Tricks, mit denen Sie Ihrer Haut zu einem strahlenden Aussehen verhelfen können. Was Sie dafür brauchen, haben Sie fast alles schon im Haus.

Hautpflege ist Gesundheitspflege

Wer seiner Haut etwas Gutes tun will, greift oft zu teuren Pflegeserie. Das muss nicht sein – und es ist bei Weitem nicht alles, was Sie für Ihre Haut tun können. Eine gesunde Lebensführung mit viel Bewegung und ausreichend Schlaf bewirkt wahre Wunder – nicht nur in Bezug auf die Haut. Zudem gibt es eine Reihe von Hausmitteln, die ebenso einfach wie wirkungsvoll sind.

Wirksame Pflege für die Haut

Eine gute Hautpflege beginnt mit einer gründlichen und schonenden Reinigung und der geeigneten Pflegecreme. Aber auch Kälte, Bewegung an der frischen Luft und ausreichend Schlaf gehören dazu.

Reinigen und pflegen

Die tägliche Reinigung der Haut ist oberster Grundsatz, denn nur so kann die Haut genügend atmen. Verstopfte Poren müssen gesäubert und von Ablagerungen befreit werden. Diesen Vorgang können Sie unterstützen, indem Sie die Reinigungsemulsion mit einem Gesichtsbürstchen in kreisenden Bewegungen aufschäumen. Die Haut wird dadurch noch besser gesäubert, weicher und entspannter.

Tipp

Verwenden Sie zur täglichen Reinigung der Haut sanfte, hautfreundliche Mittel, die den Fett-Säure-Mantel nicht zu sehr strapazieren. Achten Sie auch beim Duschen oder Baden immer darauf, hinterher alle Schaumreste sorgfältig abzuspülen.

Nach der Reinigung muss unbedingt eine Feuchtigkeitscreme aufgetragen werden, um die natürliche Feuchtigkeit der Haut zu bewahren und ihr zusätzlich Feuchtigkeit zuzuführen. Die Tagescreme sollte einen UV-Filter besitzen. Da der Schutzfilm durch die stets vorhandene Schweißabsonderung sehr schnell löchrig wird, sollte die Gesichtshaut im Lauf des Tages nachgecremt werden.

Ölschal gegen Falten am Hals

Außer regelmäßigen Gymnastikübungen für den Hals und konsequenter Haltungskontrolle im Alltag kräftigt ein Ölschal die dünne, talgdrüsenarme Halshaut. Mischen Sie dazu 2–3 Esslöffel angewärmtes Weizenkeim-, Mandel-, Avocado-, Sonnenblumen- oder Olivenöl mit 1 Esslöffel Honig und pinseln Sie diesen Brei auf den Hals auf. Wickeln Sie Frischhaltefolie und ein leichtes Flanelltuch darüber, damit sich mehr Wärme entwickelt. Lassen Sie die Ölpackung 15–60 Minuten oder besser über Nacht einwirken.

Erfrischung durch Eiswürfel

Reiben Sie ab und zu Ihre Gesichtshaut mit Eiswürfeln ab! Eiswürfel erfrischen und straffen die Haut. Der Kältereiz wirkt erst gefäßverengend, dann stellen sich die Gefäße weit, dadurch wird die Haut intensiv durchblutet – zu erkennen an der rosig-frischen Farbe. Jetzt ist die Haut besonders aufnahmefähig für Wirkstoffe von außen.

Kühle Tricks gegen Rötungen und Schwellungen

Schwellungen um die Augen bedeuten, dass sich Wasser im Gewebe gesammelt hat, z. B. durch flache Kopfkissen oder zu wenig Schlaf. Ständig geschwollene Augen können allerdings auf ein Nieren- oder Stoffwechselproblem hinweisen. Hilfe bei Schwellungen, aber auch bei geröteten, gestressten Augen: kühle Gurkenscheiben auf die Augen legen.

Tipp

Noch besser sind mit Gel gefüllte, gekühlte Augenringe oder Kältebrillen aus der Apotheke, die Sie 5–10 Minuten auf die Augen legen. Der Kälteschock mindert den Flüssigkeitsstau und entschlackt dadurch das Gewebe.

Sie können auch Schwarzteebeutel 5 Minuten im Eisfach kühlen und danach auf die Augen legen. Oder Sie tauchen 2 Wattepads in eine Tasse kalten Espresso oder Schwarztee und legen sie für 10 Minuten auf die Augen. Das Koffein und die Gerbstoffe wirken abschwellend, gefäßverengend und entschlackend.

Peeling: sanfte Tiefenreinigung

Die Haut ist ein lebenswichtiges Entgiftungsorgan des Körpers. Poren, die durch viele tote Zellen verstopft sind, blockieren die Schweiß- und Giftausscheidung. Ein wöchentlich angewandtes Peeling mit einer Gesichtsrubbelcreme oder SeesandMandel-Kleie reinigt die Gesichtshaut besonders porentief und entfernt abgestorbene Hautzellen. Das verfeinert das Porenbild der Haut, der Abtransport von Giftstoffen erfolgt rascher und gründlicher, und die Haut

▶ Wasser belebt die Haut.

WICHTIG

Der Teelöffeltrick

Ihre Augen sind gerötet, müde, geschwollen oder gereizt? Kühle Teelöffel schaffen Abhilfe.

- Legen Sie 2 Löffel 5 Minuten in das Gefrierfach. Anschließend mit der bauchigen Seite auf die Augen legen. Nach etwa 20 Sekunden eine Pause einlegen, dann wiederholen.
- Legen Sie 2 gekühlte Teelöffel mit der bauchigen Seite auf die Augenlider und rollen Sie sie auf den Lidern sanft hin und her.
- Klopfen Sie mit den kühlen Löffeln rund um die Augen: von den inneren Augenwinkeln über die Augenbrauen zu den äußeren Augenwinkeln, dann unter dem Auge auf dem Jochbein wieder zurück.

Variation: Wie oben klopfen, aber im Bereich der äußeren und inneren Augenwinkel die Löffel ein paar Sekunden liegen lassen.

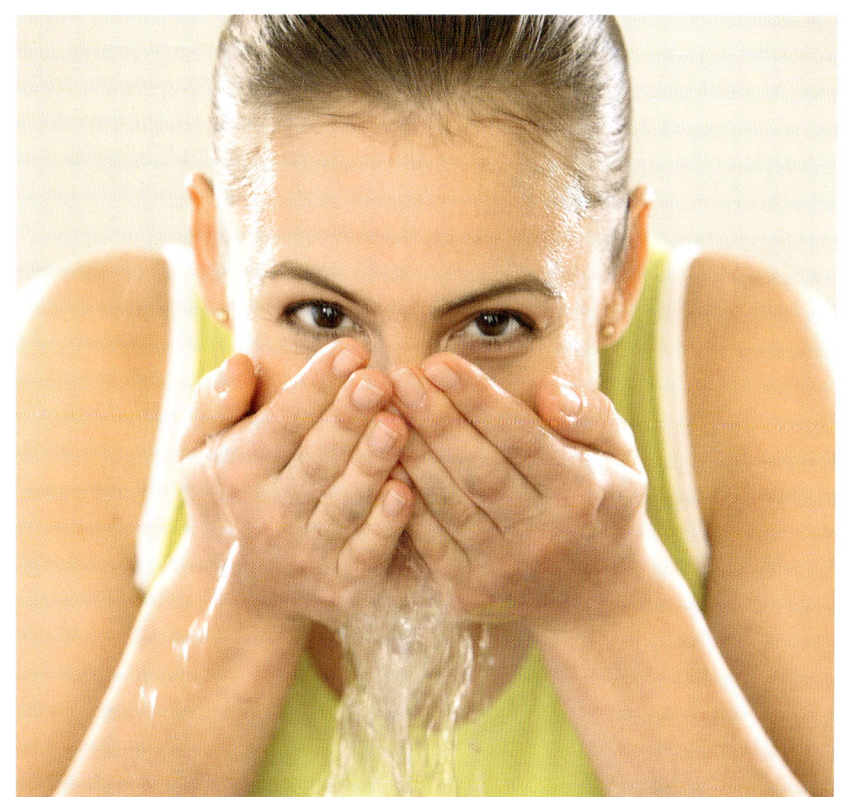

wird aufnahmefähiger für pflegende Substanzen. Der Hauttalg kann nun ungehindert nach außen dringen, und die Haut wird samtweich. Stoffwechsel und Durchblutung werden aktiviert und gesteigert.

Schlaf und Bewegung

Schlafen Sie sich schön

Acht bis neun Stunden Nachtschlaf brauchen wir, damit sich unsere Haut regenerieren kann. Gerade nachts – wenn andere Organe auf Sparflamme geschaltet sind – arbeiten die Hautzellen auf Hochtouren, teilen und erneuern sich. Allerdings verlangsamen sich diese Teilungsprozesse mit zunehmendem Alter. Aber auch dann leistet die Haut des Nachts Beträchtliches:

- Neue Hautzellen werden verstärkt gebildet.
- Der Schutzmantel der Haut wird repariert.
- Reichlich Sauerstoff gelangt mit dem Blut in die äußeren Hautschichten.

Morgens in der Frühe ist dieser Erneuerungsprozess weitgehend abgeschlossen. Der Schlaf vor und kurz nach Mitternacht im gut gelüfteten, kühlen Schlafraum ist deshalb für unsere Schönheit besonders wichtig.

Verwenden Sie ein kleines, flaches, festes Kopfkissen, sodass die Halswirbelsäule nicht abgeknickt wird, sondern gerade bleibt. Das verhindert Knitterfältchen am Hals und im Gesicht, und das Kinn bleibt straff. Das empfiehlt sich besonders für Menschen, deren Nacken häufig verspannt ist.

Halten Sie Ihre Mimik unter Kontrolle

Gewöhnen Sie sich an, Ihre Mimik zu kontrollieren. Permanentes Zusammenziehen oder Hochziehen der Augenbrauen, (lichtempfindliches oder kurzsichtiges) Augenblinzeln oder ständig zusammengepresste Lippen etc. bewirken unweigerlich, dass sich die Gesichtsmuskeln verkrampfen. Die Durchblutung wird gedrosselt, das Bindegewebe verhärtet; es können bald tiefe Kerben entstehen. Versuchen Sie deshalb, im alltäglichen Leben Gewohnheitsfalten zu vermeiden.

Bewegung in frischer Luft

Gönnen Sie Ihrer Haut viel Bewegung in frischer Luft bei jedem Wetter. Gute, frische Luft ist Balsam für die Haut. Die natürlichen Temperaturreize regen das Abwehrsystem zu vermehrter Tätigkeit an und verbessern die Durchblutung und den Stoffwechsel. Für jedes Wetter gibt es die richtige Kleidung. Im Gegensatz zum Aufenthalt in zentralgeheizten Räumen kann die Haut in frischer Luft auftanken. Dies bedeutet ergänzende Pflege und ein unentbehrliches Schönheitsmittel. Ein Spaziergang in frischer Luft – jeden Tag – tut unserer Haut gut, jedoch sollte die Haut zuvor mit einer geeigneten Creme geschützt werden (Sonnenschutzfilter). Ein gewisses Maß an Sonne ist gut, jedoch dauernde Sonnenbestrahlung lässt die Haut früher altern. Nehmen Sie auf keinen Fall ausgiebige Sonnenbäder, sondern bewegen Sie sich lieber in der Sonne. Auch sonnengebräunte Haut schützt nicht vor schädlichen UV-Strahlen. Die Strahlen durchdringen die äußerste Zellschicht und schädigen die elastischen und kollagenen Gewebefasern, denen die Haut ihr straffes Aussehen verdankt.

Sie können aber auch Hautkrebs verursachen. Ein Sonnenbrand bedeutet für die Haut eine extreme Belastung. Auch Sonnenbräune ist letztlich das Ergebnis eines Hautschadens. Es stellt für die Haut eine Mehrbelastung dar, die verbrannten pigmentierten Zellen wieder aufzulösen und zu ersetzen. Diese Zellen werden schneller als normal abgestoßen. Wir erkennen das z. B., wenn sich die Haut schält. Denken Sie immer daran: Die Haut ist zwar lange Zeit regenerationsfähig, sie verzeiht so manche Sünden, jedoch eine nicht, nämlich das langzeitige Verharren in einer ungesunden, schädlichen Situation. Eine übertriebene Einwirkung von UV-Strahlen überfordert die Zellen, die irgendwann nicht mehr in der Lage sind, die Schäden und Zerstörungen zu reparieren, dann können sie entarten, und Hautkrebs entsteht. Die Haut leiert aus, verhärtet, kann nicht mehr genügend Wasser speichern.

WICHTIG

Sonnenschutz

Um irreparable Schäden zu vermeiden, beherzigen Sie folgende Regeln: Wenn Sie sich in der Sonne aufhalten, sollten Sie unbedingt einen Sonnenhut tragen sowie rechtzeitig geeignete Sonnenschutzmittel bzw. -blocker auftragen. Zudem ist es sinnvoll, sich nicht über die Mittagsstunden der prallen Sonne auszusetzen.

Schwitzen und Ausdauersport

Mindestens einmal täglich dürfen Sie ruhig ins Schwitzen kommen. Das reinigt die Gewebe, besonders die Haut, von Stoffwechselschlacken, regt die Herz- und Kreislauftätigkeit an und unterstützt das allgemeine Stoffwechselgeschehen. Auch die entfernt gelegenen Blutgefäße werden dadurch optimal durchblutet, entschlackt und trainiert. Blutgefäße, die z. B. infolge dauernden Bewegungsmangels nicht genügend trainiert werden, verkümmern, werden enger, unelastischer und verhärten.

TIPP

Geeignete Ausdauersportarten sind: Jogging, Walking, Radfahren, Bergaufgehen, Skigymnastik, Aerobic und andere Gymnastikarten, Skilanglauf, Tanzen oder Schwimmen. Dabei unbedingt geeignete Sportkleidung, insbesondere optimales Schuhwerk tragen!

Übeltäter meiden

Meiden Sie Feuchtigkeitsräuber der Haut!

- Baden Sie nicht länger als 15 Minuten in heißem Wasser. Zu langes Baden laugt die Haut aus. Seifenhaltige Badezusätze verstärken diesen Effekt. Nach dem Baden Hautlotion oder -öl benutzen.
- Aggressive Hautreinigungsmittel entziehen der Haut Fett und Feuchtigkeit und zerstören auf Dauer den Säureschutzmantel. Die Haut wird rissig oder spröde, sodass Bakterien, Viren und Schadstoffe leichter eindringen können.
- Bei scharfem Wind, extremer Kälte, trockener Heizungsluft und in klimatisierten Räumen die Haut regelmäßig eincremen. Creme ist eine Wasser-in-Öl-Emulsion, sie schützt vor Wasserverlust.

Sauna und belebendes Wasser

Wasser ist seit jeher das Element der Wahl, wenn es um die erfrischende Pflege der Haut geht. Hier werden Ihnen verschiedene wohltuende und wirksame Anwendungen vorgestellt.

Mit vielfältiger Wirkung: Sauna

Das richtige Saunieren bedeutet für die Haut und sämtliche Gefäße ein exzellentes Training und regt überdies die Stoffwechsel- und Abwehrfunk-

WICHTIG

Was der Haut am meisten schadet

Klassische Hautfeinde sind Alkohol, Nikotin, Schlafmangel, Sonne im Übermaß und Stress. Diesen Feinden sind Sie mehrfach auf den Seiten dieses Buches begegnet, manche kennen Sie vielleicht aus eigener Erfahrung. Schlagen Sie die Feinde in die Flucht, Ihre Haut wird es Ihnen danken.

- Nicht in der Sonne liegen! UV-Licht wirkt aber auch im Schatten. Bleiben Sie in Bewegung, das verringert die Wahrscheinlichkeit eines Sonnenbrandes. Tragen Sie 30 Minuten, bevor Sie sich der Sonne aussetzen, ein Sonnenschutzmittel mit dem passenden Lichtschutzfaktor auf.

tionen an. Mit dem Schweiß werden viele Stoffwechselschlacken ausgeschieden. Die Haut und der gesamte Körper werden dadurch bestens gereinigt. Dehnen Sie die einzelnen Saunagänge nicht zu sehr aus, 8–12 Minuten bei 80–90 Grad reichen völlig aus. Danach an die frische Luft, um abzukühlen. Bevor Sie anfangen zu frieren, steigen Sie in ein kaltes Tauchbecken oder machen Wechselduschen. Ausreichend nachruhen. Trinken Sie erst nach dem zweiten Saunagang, so entgiften Sie intensiver – trinken Sie hingegen schon davor, schwitzen Sie in erster Linie das aus, was Sie getrunken haben. Machen Sie nicht mehr als 3 Gänge, sonst wird es für den Körper zu anstrengend.

TIPP

Durch den regelmäßigen wöchentlichen Saunabesuch wird die Haut optimal gereinigt und abgehärtet. Die Blutgefäße werden trainiert, indem sie lernen, schneller und besser zu reagieren.

Vom Wunder der Wasseranwendungen

Wasseranwendungen wirken auf die Haut aufbauend, durchblutungs- und stoffwechselfördernd. Die kleinen Blutgefäße werden dadurch trainiert und außerdem die Abwehrfunktionen angeregt. Viele Wasseranwendungen wirken abhärtend. Der Kreislauf und auch das vegetative Nervensystem können dadurch gezielt trainiert werden. Das gilt z. B. für Wechselduschen, Fuß- und Armwechselbäder, Wassertreten, kalte Abwaschungen, Blitzguss oder auch für den kalten Schlauchguss nach dem Saunagang. Bei einer Wechseldusche duschen Sie zuerst etwa 3 Minuten warm (39–40 °C), dann 10–20 Sekunden kalt. Nach etwa 3 Wiederholungen beenden Sie das Duschen mit kaltem Wasser. Dies ist eine sehr wirksame Maßnahme zum Training der Blutgefäße und zur Abhärtung. Unser eigener, natürlicher „innerer Arzt" wird dadurch wach gehalten.

Dampfbäder – reinigend und wohltuend

Auch durch ein Dampfbad wird die gründliche Reinigung der Poren unterstützt. Die Wirkstoffe des Dampfbades (ätherische Öle) können leichter und tiefer in die Haut eindringen und dort ihre Wirkung entfalten. Je nach Wirkstoff kann ein Dampfbad auf Haut und Bronchien entzündungshemmend, desinfizierend, reinigend, beruhigend oder anregend wirken.

Das Dampfbad mit seiner Temperatur von „nur" etwa 45 Grad und seiner hohen Luftfeuchtigkeit (ca. 90 %) überzieht die Haut mit einer Schicht feinster Wassertröpfchen, die verhindert, dass Schweiß verdunstet. Die Haut quillt durch den heißen Dampf auf. Beim Schwitzen lösen sich die ab-

WICHTIG
Dampfbad

- Beugen Sie den Kopf über die Schüssel und legen Sie ein ausreichend großes (Hand-)Tuch über Kopf und Schüssel.
- Entspannen Sie sich dabei 5–10 Minuten – nicht länger, weil sonst der Haut zu viel Feuchtigkeit entzogen wird.
- Anschließend das Gesicht mit kaltem Wasser abspülen, danach trockentupfen.
- Eine Pflegecreme wird jetzt von der Haut besser aufgenommen.

gestorbenen Hautschüppchen leichter. Die Poren öffnen sich, sodass Mitesser leichter entfernt und tief liegende Schmutz- und Schlackenstoffe, die zu Unreinheiten oder gar Entzündungen führen, ausgeschwitzt werden können. Besonders bei unreiner Haut sind Gesichtsdampfbäder ein- bis zweimal pro Woche anzuraten. Nicht anwenden sollte man sie bei empfindlicher, trockener, zu roten Äderchen neigender Haut, denn durch die gesteigerte Durchblutung bilden sich noch mehr Äderchen. Bereiten Sie das Dampfbad je nach den Heilpflanzen, die Sie verwenden wollen, als Aufguss oder Abkochung zu. Besonders einfach ist die Zubereitung, wenn Sie heißem Wasser wenige Tropfen eines ätherischen Öls zusetzen. Das Dampfbad darf nicht kochend heiß sein, da zu starke Hitze der Haut und der Schleimhaut schadet.

Salz – das Entschlackungswunder

Salz als Körper-Peeling oder Schönheitsbad – und zwar besonders das Meersalz mit seinem hohen Anteil an Magnesium, Kalium und Kalzium sowie Spuren von Jod, Mangan, Eisen, Kupfer und Zink – reinigt und entschlackt die Haut. Es entzieht dem Gewebe Wasser, regt die Durchblutung an und wirkt gegen Hautunreinheiten. Für ein Wannenbad lösen Sie etwa ein Kilo Salz auf. Die Badetemperatur sollte zwischen 36 und 39 Grad liegen, die Badedauer 20 Minuten nicht übersteigen. Anschließend sollten Sie eine

Hautlotion oder ein Hautöl einmassieren, damit die Haut nicht austrocknet.

Wasser- oder Aquagymnastik

Gymnastik im Wasser ist zu empfehlen, da der Druck des Wassers einer sanften Massage des Körpers gleich kommt. Obwohl Übungen im Wasser anstrengender sind als an Land, wirken sie nicht so, zumal man das Schwitzen im Wasser nicht spürt. Besonders gut: Bewegung im Meerwas-

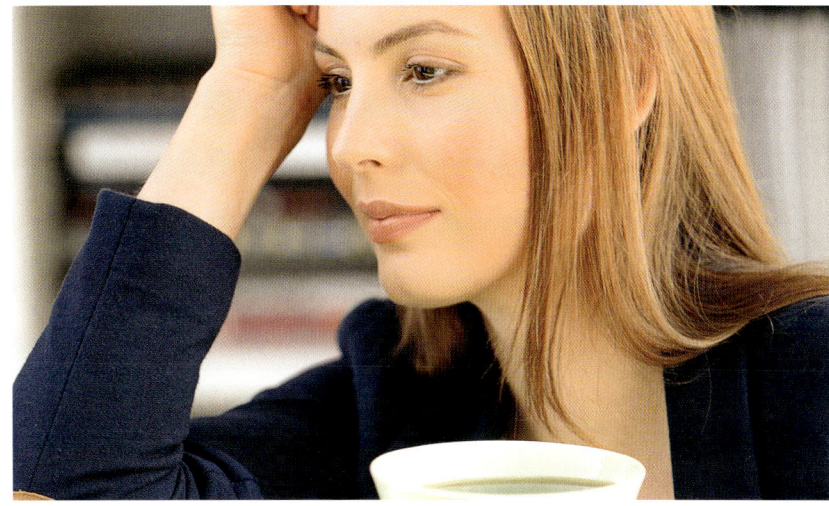

ser. In der Luft schweben mikrofeine Tröpfchen, die nicht nur den Atemwegen guttun, sondern auch der Haut. Salze reinigen die Haut und heilen Entzündungen.

▲ Trinken Sie ausreichend, das hilft dem Körper zu entgiften.

hol die Haut grau und faltig aussehen. Zu viel fettige und salzige Speisen fördern Hautunreinheiten.

Pflege von innen

Nicht nur von außen können wir viel tun, um unsere Haut straff und elastisch zu halten. Zahlreiche „innere" Helfer tragen ebenso zu einem gepflegten Aussehen bei.

Gesunde Ernährung für die Haut

Sorgen Sie dafür, dass Ihr Organismus alle lebenswichtigen Stoffe erhält, damit die Regenerationsvorgänge optimal erfolgen können. Die Haut,

deren Zellen sich etwa alle 28 Tage erneuern, muss über die Nahrung genügend Vitamin A, C und E erhalten, die sie gegen freie Radikale schützen und sie widerstandsfähiger machen. Schlecht ernährte Haut sieht fahl, welk, müde, rau und matt aus. Die ausreichende Zufuhr von Vitaminen, Mineralstoffen und Spurenelementen sowie reichliches Trinken (Obst- und Gemüsesäfte, Kräutertees, Mineralwasser) fördern die Erneuerung der Haut, entschlacken und verschönern sie. Dagegen lassen Nikotin und Alko-

Entschlackung durch Trinken

Für die Haut und für alle Organfunktionen ist genügende Flüssigkeitszufuhr überlebenswichtig. Die Deutsche Gesellschaft für Ernährung empfiehlt eine tägliche Flüssigkeitszufuhr (Wasser, Tee, Saft) von 20–45 ml/kg Körpergewicht. Die Trinkmenge reguliert sich normalerweise automatisch: Wird zu wenig getrunken, erhöht sich der Durst; wird zu viel getrunken, erhöht sich die Urinausscheidung. Bei älteren Menschen ist diese Regulation beeinträchtigt: Sie empfinden weniger Durst und müssen daher besonders auf die richtige Trinkmenge achten. Zu den Folgen unzureichenden Trinkens zählen Leistungsabfall, Müdigkeit, Unwohlsein, aber auch eine Verdickung des Blutes, die bei Risikopatienten (Herzinfarkt, Schlaganfall) lebensgefährlich sein kann. Die zugeführte Flüssigkeit wird zum Vehikel für Stoffwechselprodukte. Nicht zuletzt reinigt und klärt Trinken auch die Haut.

Schönheitselixier Mineralwasser: Das „Brunnentrinken", die Mineralwasserkur, hat eine lange Tradition, was zu Rückschlüssen auf günstige Wirkungen berechtigt. In unserem Alltag pflegen wir das Mineralwasser zu Hause zu trinken. Achten Sie beim Kauf darauf, dass Ihr Mineralwasser wenig Natrium, aber reichlich Kalium, Magnesium und Kalzium enthält. Vergleichen Sie die Analysewerte auf dem Flaschenetikett!

WISSEN

Wassergehalt des Körpers

Der Wassergehalt des menschlichen Körpers beträgt

- beim Säugling 0,75 l/kg Körpergewicht
- bei jungen erwachsenen Frauen 0,53 l/kg Körpergewicht
- bei älteren Frauen 0,46 l/kg Körpergewicht
- bei jungen erwachsenen Männern 0,6 l/kg Körpergewicht
- bei älteren Männern 0,53 l/kg Körpergewicht

Aber schon die kleinen Zärtlichkeiten und „Streicheleinheiten" sind wirkungsvoll, schließlich ist unsere Haut das Organ mit der größten Oberfläche. Die Haut dient nicht nur der Wärmeregulation und als Schutz, sondern auch der Aufnahme von Sinnesreizen, die über unterschiedliche Rezeptoren aufgenommen, weitergeleitet und verarbeitet werden. Dabei konzentrieren sich besonders viele Tastrezeptoren in Lippen, Zunge, Gesicht, Händen und Füßen. Diese Zonen sprechen besonders auf Berührung und Streicheln an.

Tipp

Zärtliche Berührung erhält nicht nur die Haut schön, sondern tut auch unserer Psyche gut und schenkt Entspannung und Wohlbefinden.

Das Leben bejahen – positiv denken

Lachen und lieben sind sicher die beiden wichtigsten Faktoren, wenn es darum geht, die Haut schön und vital aussehen zu lassen. Es ist erwiesen, dass positives Denken, körperliche Aktivität und geistige Betätigung – auch im Alter – ein Jungbrunnen sind und die Haut länger schön, vital und jung aussehen lassen. Lachen stärkt unsere körpereigene Abwehr, Heiterkeit schützt vor Falten.

Liebe, Sex und Zärtlichkeit

In jedem Alter wird einem zufriedenen und befriedigenden Sexleben, das jede Liebesbeziehung verschönert, eine verjüngende Kraft zugesprochen. Gemeint ist hier nicht der Sex ohne Liebe und Gefühle. Die Sexual- und Liebeshormone, die ins Blut gelangen, wirken beglückend, stimulierend, verschönernd und abwehrstärkend.

**Bibliografische Information
der Deutschen Nationalbibliothek**
Die Deutsche Nationalbibliothek verzeichnet diese
Publikation in der Deutschen Nationalbibliografie;
detaillierte bibliografische Daten sind im Internet über
http://dnb.d-nb.de abrufbar.

Programmplanung: Sibylle Duelli
Redaktion: Frauke Bahle, Karlsruhe
Bildredaktion: Christoph Frick

Umschlaggestaltung und Innen-Layout:
Cyclus · Visuelle Kommunikation, Stuttgart

Bildnachweis:
Umschlagfoto und Fotos im Innenteil: Lothar Bertrams, Stuttgart
Zeichnungen: Thomas Zöller, Leonberg: S. 111–117;
alle übrigen: Holger Vanselow, Stuttgart

1.–5. Auflage 2011 TRIAS Verlag in
MVS Medizinverlage Stuttgart GmbH & Co. KG
Oswald-Hesse-Straße 50, 70469 Stuttgart

6. Auflage

© 2016 TRIAS Verlag in Georg Thieme Verlag KG
Rüdigerstraße 14, 70469 Stuttgart

Printed in Germany

Repro: Ludwig, Zell am See
Satz: Cyclus · Media Produktion
gesetzt in: InDesign 5
Druck: AZ Druck und Datentechnik GmbH, Kempten

Gedruckt auf chlorfrei gebleichtem Papier

ISBN 978-3-432-10195-8   1 2 3 4 5 6

Auch als E-Book erhältlich:
eISBN (PDF) 978-3-432-10196-5
eISBN (E-pub) 978-3-432-10197-2

Besuchen Sie uns auf facebook!
**www.facebook.com/
trias.tut.mir.gut**

Lassen Sie sich inspirieren!
**www.pinterest.com/
triasverlag**

SERVICE

Liebe Leserin, lieber Leser,

hat Ihnen dieses Buch weitergeholfen? Für Anregungen, Kritik, aber auch für Lob sind wir offen.
So können wir in Zukunft noch besser auf Ihre Wünsche eingehen. Schreiben Sie uns, denn Ihre
Meinung zählt!

Ihr TRIAS Verlag
E-Mail Leserservice: kundenservice@trias-verlag.de
Lektorat TRIAS Verlag, Postfach 30 05 04, 70445 Stuttgart, Fax: 0711 8931-748

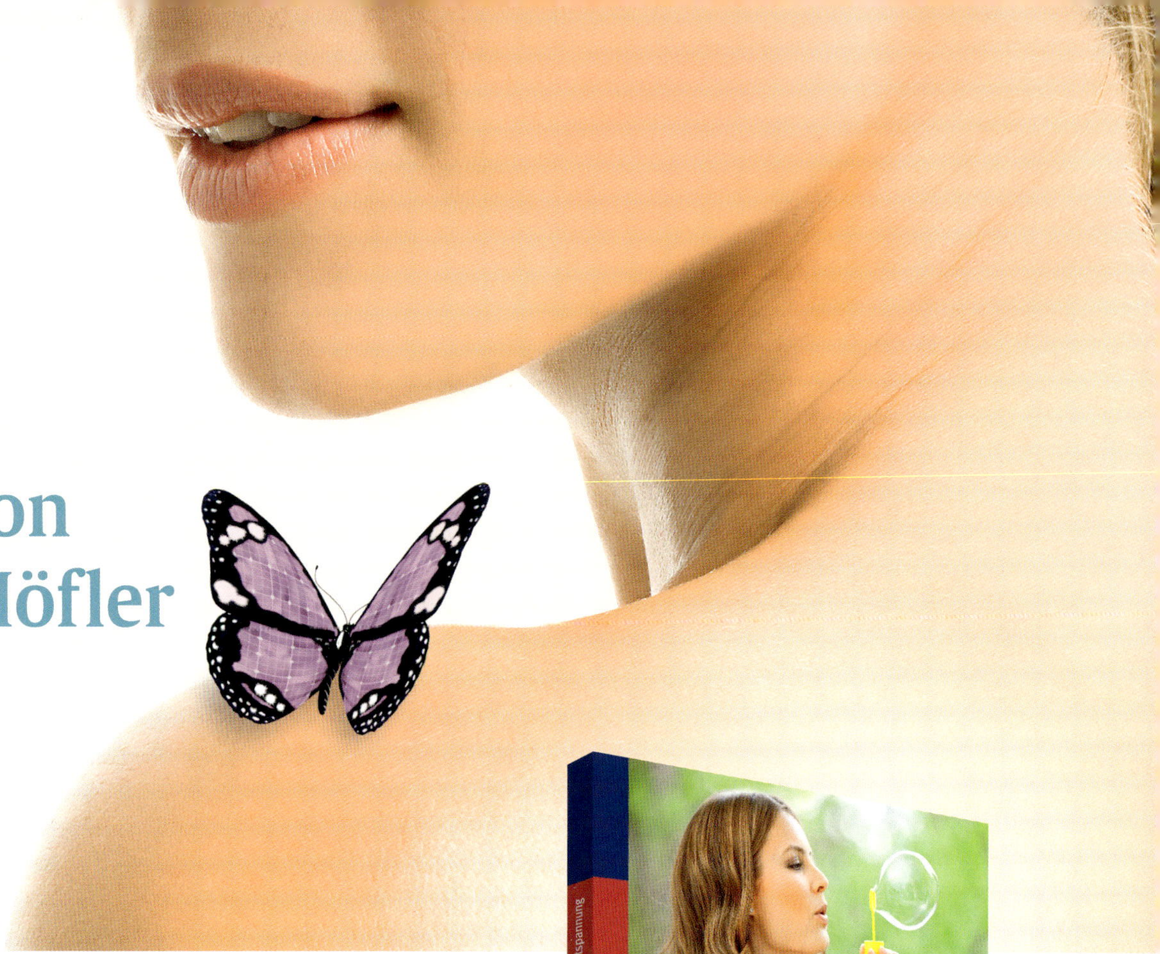

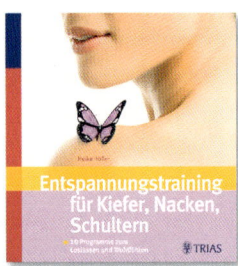
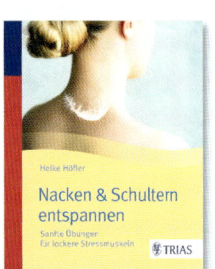
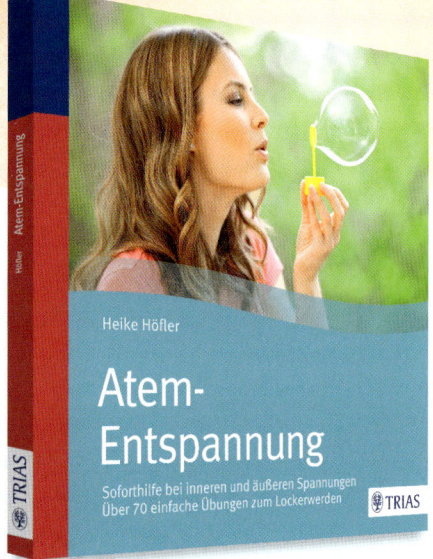

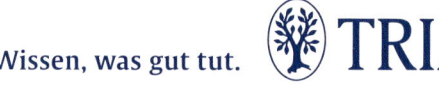